大医释问丛书

一本书读懂
皮肤美容与保养

主编 廉翠红

中原农民出版社

·郑州·

图书在版编目（CIP）数据

一本书读懂皮肤美容与保养 / 廉翠红主编 . — 郑州：中原农

民出版社，2021.5

（大医释问丛书）

ISBN 978-7-5542-2411-3

Ⅰ.①一… Ⅱ.①廉… Ⅲ.①皮肤-美容术-问题解答 ②皮肤-护理-问题解答 Ⅳ.①R622-44 ②TS974.1-44

中国版本图书馆CIP数据核字（2021）第065387号

一本书读懂皮肤美容与保养

YI BEN SHU DUDONG PIFU MEIRONG YU BAOYANG

出 版 人：刘宏伟

策划编辑：刘培英

责任编辑：吕珍奇　莫　为

责任校对：王艳红

责任印制：孙　瑞

装帧设计：杨　柳

出版发行：中原农民出版社

　　　　　地址：郑州市郑东新区祥盛街27号7层　　邮编：450016

　　　　　电话：0371-65788677（编辑部）　　　　0371-65713859（发行部）

经　　销：全国新华书店

印　　刷：新乡市豫北印务有限公司

开　　本：710mm×1010mm　1/16

印　　张：7

字　　数：100千字

版　　次：2021年5月第1版

印　　次：2021年5月第1次印刷

定　　价：32.00元

如发现印装质量问题，影响阅读，请与印刷公司联系调换。

编委会

内容提要

爱美之心人皆有之。随着生活水平的提高，大家对颜值、仪表越来越重视。如何进行护肤与保养，是爱美人士在生活中经常讨论的话题。

本书采用一问一答的形式，用通俗的语言，对日常生活中经常遇到、读者最关心的问题，如色斑皮肤护理及淡斑美白、敏感性皮肤的保养、青春痘的护理及保养、激素脸的护理及保养、不同类型皮肤的保养、四季皮肤保养、孕产妇皮肤护理及保养、婴儿皮肤护理及保养、眼部护理及保养、唇部保养等，进行详细的解答。

希望本书能对爱美人士在皮肤美容与保养上有所帮助，有所启迪。

目 录

认识皮肤

皮肤护理误区

色斑皮肤护理及淡斑美白

敏感性皮肤的保养

青春痘的护理及保养

激素脸的护理及保养

不同类型皮肤的保养

四季皮肤保养

孕产妇皮肤护理及保养

婴儿皮肤护理及保养

眼部护理及保养

唇部保养

护肤品二三事

认识皮肤

 你对皮肤有什么了解?

皮肤是人体最大的器官,也是人体的一面镜子。身体出现任何毛病,都可能通过皮肤而看出端倪,尤其是面部皮肤。比如,人熬夜三五天,面色会变得苍白、憔悴;敏感的皮肤遇到空气中的不明颗粒,会泛红、瘙痒等。

皮肤是人体的重要组成部分,是身体表面的一层结构。

皮肤中除了水分,还有 25% 蛋白质、3% 脂肪酸和少量无机盐。皮肤面积 1.5 ～ 2 平方米。皮肤厚度 0.5 ～ 4 毫米(不包括皮下组织):手掌、足底最厚为 1 ～ 3 毫米;眼睑处最薄约 0.5 毫米;表皮为 0.07 ～ 2 毫米;真皮则是表皮的 10 倍。皮肤重量占体重的 8% ～ 15%。皮肤 pH 4 ～ 9,面部皮肤 pH 5.5 左右。皮肤的色素分为黄色、黑色、红色。

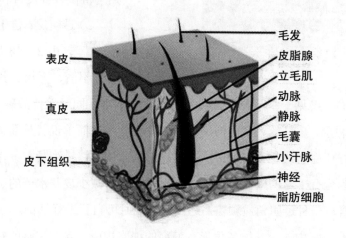

皮肤的结构与功能都有哪些?

皮肤的基本结构由表皮、真皮、皮下组织组成。

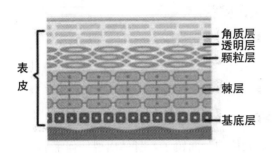

（1）表皮：作为皮肤最外层的保护者，表皮肩负着保护皮肤的重要使命。表皮主要由角质层、透明层、颗粒层、棘层、基底层构成。

表皮平均厚度为 0.07 ～ 2 毫米。面部约 0.2 毫米。表皮内无血管，划伤表皮不会出血。表皮中含有丰富的神经末梢，可以帮助我们感知外界的事物。表皮的功能则是吸收外界营养，进行保湿，保护皮肤免受外界伤害。

1）角质层：位于表皮的最上层，它由 5 ～ 20 层已经死亡的扁平细胞构成。

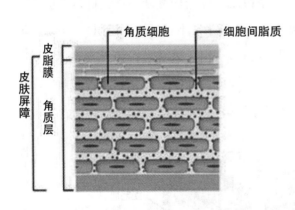

通常含水量保持在 15% ～ 20%，使皮肤柔软，不发生干燥、皲裂。角质层是表皮最重要的屏障，主要作用为屏蔽外界侵害和保湿。

2）透明层：位于颗粒层浅层，它由 2 ～ 3 层扁平、境界不清、无核、紧密相连的细胞组成，仅见于掌跖表皮。磷脂类物质较丰富，同时保持酸碱平衡。

3）颗粒层：皮肤的光泽度与通透感由此层体现，简单说就是面部表现出来的气色好坏由它决定。它由 2 ～ 4 层梭形细胞构成，排列紧密。作为皮肤屏障，因为含有丰富的磷脂分子，疏水性强，可以减少皮肤水分的蒸发。颗粒层中还含有一种透明角质颗粒，遇到紫外线时可自行进行抵御。

4）棘层：它由 4 ～ 8 层多角形有棘突的细胞构成，含有丰富的感觉神经末梢及组织液。可帮助输送营养和氧气，具有细胞分裂作用，参与表皮组织的修复。

5）基底层：为表皮的最底层，是由单层立方形或圆柱状细胞构成的组织层。皮肤受伤时，如果基底层细胞未遭破坏，经过一段时间，皮肤可以完全恢复正常且不会留瘢痕。

（2）真皮：真皮的厚度是表皮的10倍。皮肤松弛和皱纹的产生都与真皮息息相关。

真皮主要由胶原纤维、弹性纤维及网状纤维构成，此结构与肌肤老化有直接关系。真皮还含有汗腺、皮脂腺、毛囊、毛细血管、淋巴管、神经纤维。

不知道大家小时候有没有不慎在身体某个部位留下瘢痕，许多年过去，这个瘢痕一直未消失，原因是什么？就是因为当时伤及了真皮，而真皮受伤之后，不管时间过去多久，瘢痕就会一直存在。

所以真皮的保养，预防比修护更为重要。

（3）皮下组织：是一种较为松弛的结缔组织，由大量脂肪和结缔组织构成，是脂肪储存的地方。皮下组织内，含有丰富的小动脉、小静脉、淋巴管、神经网。

皮下组织就相当于后勤保障部门：①可对外来冲击起衬垫作用，缓冲外力对身体的伤害。②是高能量物质合成、储存和供应的场所。③特殊的网状内皮组织，参与机体防御反应。④塑造形体曲线、美容等。

表皮、真皮、皮下组织帮助人体抵御外界的侵犯，是时刻保护我们身体的第一道屏障。

皮肤状态决定一个人的气色，养好皮肤就需要对症下药，切不可人云亦云，拾人牙慧。皮肤先天就存在自我保护功能，所以我们在护肤过程中应尽量减少外界药物的干扰。

 皮肤的类型有哪些？

皮肤类型直接或间接影响着所实施的各种治疗和护理的效果，正确认识皮肤类型非常重要。在临床上，根据不同目的、遗传背景、皮肤生物物理状况、皮肤病病史、临床表现和对外界各种理化因素的反应等特征，可将皮肤分成不同的类型。

（1）皮肤生物物理状态分类法：这是最常用的分类方法，是依据不同部位皮肤油脂分布状况和表皮含水量这两个参数，一般以 T 形区（前额和下颌）及两颊为主要部位，以"正常或中性""油性"和"干性"来划分皮肤类型。

1）油性皮肤：通常定义为皮脂腺活跃，皮脂分泌过多，皮肤油光发亮，粗糙，毛孔粗大，纹理粗，易发痤疮。

2）中性皮肤：角质层含水量适中，皮脂分泌通畅，纹理细腻，柔软稳定，毛孔不是很明显，皮肤有光泽、清洁，不粗不黏。不同季节略有区别，夏天趋于油性，冬天趋于干性。

3）干性皮肤：由于皮肤缺少水分和油性成分，因而皮肤干燥，毛孔细小，弹性低，缺少光泽，粗糙，易产生皱纹。

4）混合型皮肤：这种类型皮肤较多，即面部皮肤皮脂和水分含量适中，但鼻翼两侧毛孔粗大，纹理粗，T 形部位皮脂分泌较多，易生痤疮，而颊部细腻光滑。

（2）皮肤反应性分类法：根据皮肤对外界各种理化因素的反应性，将皮肤分为敏感性皮肤和非敏感性皮肤（或正常皮肤）。敏感性皮肤对外界不同的理化因素特别敏感，如化妆品的使用。这种皮肤往往白皙，纹理细腻，透明感强，而非敏感性皮肤则相反。

（3）皮肤颜色分型法：根据皮肤颜色深浅进行分型。将皮肤分成非常白、白、中等、浅棕褐色和褐色五种类型，它在一定程度上反映了个体对紫外线的耐受性。

皮肤护理误区

 燕窝能美容养颜吗?

> 小王产后听说燕窝能够美容，但不知真假，就去医院咨询大夫燕窝美容是不是真的。

大夫说，从蛋白质含量看，燕窝中蛋白质含量和氨基酸组成甚至不如鸡蛋。燕窝并不是唾液酸的唯一来源，蛋黄、母乳也富含唾液酸。对于燕窝富含表皮生长因子能美容的说法，更不可信。而且燕窝也不是所有人都能食用，如4个月以下的新生儿、有蛋白质过敏史的儿童和严重肾功能不全的患者就不适合吃这种食物。

 吃猪蹄能补充胶原蛋白吗?

> 吃猪蹄能补充胶原蛋白吗？很多人问朱院长。朱院长幽默地答道，要说猪蹄没效果我是第一个不同意的！君不见喜好猪蹄的一个个面色红润有光泽？只不过并非是因为补了什么胶原蛋白所致。因为猪蹄的脂肪含量也不少，而且热量十足，面部圆润了当然显得光亮了，是"肥"造就了"满满的胶原感"。

根据医学常识，食物吃进去以后，需要经过胃肠道的消化吸收，如蛋白质要一步步分解成肽链、氨基酸，变得足够小，才有可能被小肠吸收。很难想象大块物质直接通过你的肠黏膜进入血液、组织。也就是说不管什么蛋白，最终都会在体内以氨基酸的形式被吸收，然后再重新合成供应到需要的地方。你怎么能保证，这些物质能够乖乖地来到你需要补充的真皮，而不是其他脏器或组织呢？

因此"民以食为天"，应该理解为饮食均衡最重要，不要总是想象着某样食物的神奇功效。猪蹄美味可以吃，但是不要有那么多的幻想。

 皮肤受伤了千万别吃酱油，这是真的吗？

廉博士在皮肤科坐门诊时，常常被患者问道：大夫，我做激光治疗能不能吃酱油？

在回答这个问题前，大家先了解一下，炎症后黑变病（炎症后色素沉着）是怎么产生的。

许多炎症性皮肤病，各种物理刺激（外伤、热、放射等），化学刺激（药物、原发性刺激物、光敏物质等）均可引起。具体原因可能是炎症导致了皮肤中黑色素数量增加。多数患者在炎症过后，皮肤黑变是可以自行消退的，仅有少数人才需要借助医疗手段解决。

酱油是黄豆发酵而成的，主要含氨基酸、盐、水等物质。它被人体消化吸收后，形成尿素、无机盐、水等，并无增加光敏感的功能，对黑色素细胞的合成、运输、分解亦无作用。所以，皮肤受伤你依然可以放心吃酱油。

 为了化妆水更好的吸收用力拍打面部，这样做合适吗？

护肤是爱美女性每天的必修功课。当你每天使用化妆水的时候，都要给自己的面部进行一次高强度的拍打，不使点劲儿怎么能好好吸收呢？但是用力拍打摩擦，长时间下来会影响面部的皮肤状态，会使皮肤变得更加敏感和脆弱。

护肤需要正确的方法！

首先将化妆水倒在化妆棉上轻轻擦拭面部，化妆水用量一定要足，让皮肤吸收进去。尽管这种方法会浪费化妆水，但是化妆水不足的化妆棉，摩擦起来是会伤害皮肤的。

每次洁面之后，让手保持干净，借助指腹轻轻拍打，让护肤品完全吸收，这个过程虽然需要时间，但可以省化妆水。

对眼部这种脆弱的区域，最好是先让眼霜在指尖乳化，之后再点在眼部周围，用弹钢琴的手法来按摩，让眼霜吸收，这样眼部才不会有负担。

 过分护肤好吗？

丑女人都是懒出来的？不见得！

勤快的护肤并不是完全正确的，天天敷面膜这种操作还是省省吧，一不小心就破坏皮肤屏障，那就不是护肤而是毁肤。随之而来的问题还有皮肤水合过度，打破皮肤的平衡稳定性，使正常状态的皮肤变成敏感性皮肤，让各种皮肤问题都有机可乘。

爱美的女人给皮肤放个假吧！

不需要出门的时候，能不化妆就尽量避免，毕竟面部天天顶着各种化妆品也是挺辛苦的。

一周敷 2～3 次面膜已经足够，每次不超过 20 分钟就可以了，真心不需要每天这么滋养。过犹不及，避开雷区，做好基础的清洁、保湿、防晒，皮肤是不会出多大问题的。

 清洁用肥皂，保湿用凡士林，这样减法护肤对吗？

> 请问廉博士，清水洁面＋肥皂洁面＋凡士林保湿，这种减法护肤的方法科学吗？

廉博士答：我比较倡导简化护肤程序，但是清洁、保湿、防晒三部曲，每一步骤都不能省，而且每个人情况不一样，应该个性化指导护肤。这种一刀切，全盘否定护肤品，只强调医学美容整形的一元论，是不符合科学护肤理念的。

所以减法护肤并不是不保湿，而是减掉不必要的成分，也就是说护肤品的成分越简单越好，去掉不必要的添加成分，同时最大限度地发挥其有效成分的作用。

甘油加白醋美白，合适吗？

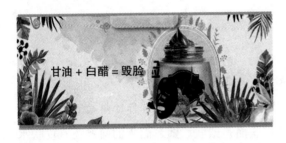

不知从何时起，网上流行甘油加白醋美白的方法，据说这种方法是从马来西亚传过来的。

首先，作为一名懂护肤品的皮肤科医生，廉博士认为这种方法完全不靠谱！为什么不靠谱？国家从未批准过这两种物质用于美白。

其次，我们根据甘油和白醋的特性来分析一下。甘油是一种很好的保湿剂，但对黑色素细胞没有任何作用，起不到美白作用。白醋的 pH 在 3 左右，属于中强酸。把白醋加到甘油里不知道会起什么化学反应。但可以肯定的是，白醋会刺激皮肤，破坏皮肤屏障，导致皮肤角质层变薄。更为关键的问题是加多少白醋，加多了，通过去角质，确实可以使皮肤显得白一些，可是对皮肤的伤害很大；加少了，不起任何作用！

那有的女性说了，我用了这种方法确实看到美白效果了啊！廉博士举个例子，大家就知道甘油是怎么美白了。大家洗澡时间长些，有没有发现手脚的皮肤明显变白？皮肤角质层喝饱了水，就会显得很白，而甘油是保湿剂，会使皮肤吸收更多的水，这样看起来就显得白了。

可这不是真的美白啊，你用湿毛巾在面部多敷一段时间，照样能看到皮肤变白，这种白不是真的白，所以爱美之人不要再被一些传言所迷惑了！

用开塞露护肤靠谱吗?

> 萌萌是一个大三的女生,听说开塞露能够护肤,但不知真假,就去医院找廉博士咨询用开塞露护肤是否靠谱。

开塞露有两种,一种是含甘油的,一种是含山梨糖醇的,用来护肤的是含甘油的。

廉博士对用开塞露护肤是持肯定态度的,因为甘油是很好的润肤剂,开塞露里面的甘油含量是 50% ～ 60%,其他成分只有水,不含防腐剂。但是用开塞露护肤是有方法的,千万不要用开塞露直接涂在皮肤上啊!

因为其甘油含量实在太高,直接涂在皮肤上会刺激皮肤出现红斑或者灼热感。另外甘油具有很强的吸水性,除了可以把外界的水分吸收进去,还可以把真皮内的水吸出来,也就是我们俗称的“倒拔干”。这样反而会导致更多水分流失!

廉博士建议,对于正常肤质的人,用于润肤的甘油含量应该在 20% 左右。可以用白开水或者纯净水稀释开塞露,大概比例是 1 份的开塞露加 4 份的水,比例差不多就行。注意两点,一是现配现用,不能过夜重复用;二是不要用矿泉水。

此外甘油虽然具有很好的吸水性,但是没有锁水作用。所以在擦完甘油后最好再擦一遍润肤霜,这样保湿效果会更好。

 橄榄油用于婴儿皮肤按摩靠谱吗?

天然植物油是世界范围内常用的外用制剂。它们通常很容易获得,是相对便宜的护肤品。许多天然油具有抗菌、抗氧化、抗炎症、止痒的特性。

橄榄油来源于地中海地区种植的油橄榄树的果实。它在古埃及和古希腊时期已被用于皮肤护理,最近在欧洲、拉

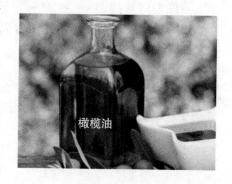

橄榄油

丁美洲和亚洲等地流行。

经过国内商家的大力宣传，橄榄油被推荐用于婴幼儿皮肤按摩，似乎每个准妈妈都知道。

可是真相是怎样的呢？橄榄油真的能用于婴幼儿皮肤按摩吗？

橄榄油是否具有护肤作用，与其所含成分有关。不同必需脂肪酸的比例是决定屏障修复作用的主要因素。如亚油酸比例较高的油类，在皮肤屏障修复方面有更好的表现；而具有较高水平油酸的油类则可能对皮肤屏障造成伤害。

婴儿出生后几周，皮肤屏障才会逐步完善。因此对于早产新生儿，皮肤护理是帮助其建立成熟皮肤屏障的重要措施。已有多项证据表明，外用橄榄油叠加其他环境因素，可能会削弱皮肤屏障功能，并加重特应性皮炎症状。

因此橄榄油用于婴幼儿皮肤按摩，不但没有益处，反而会破坏皮肤屏障。各位家长，千万不要再用橄榄油伤害宝宝的皮肤了！

10 橄榄油能预防妊娠纹吗？

妊娠纹的形成主要与妊娠期激素水平变化有关，加之腹部膨隆使皮肤弹性纤维与胶原纤维损伤或断裂，腹部出现一些宽窄不同、长短不一的紫红色、波浪状条纹。分娩后，这些条纹会逐渐消失，留下白色或银白色的线状纹理，即妊娠纹。妊娠纹的发生在女性中非常普遍，有50%～90%的女性会出现妊娠纹。虽对身体健康没有大的危害，但却给女性带来了很大的精神压力和心理负担，从而影响其生活质量。

实际上，关于橄榄油是否能预防妊娠纹，国内外已经有大量科学研究了。

有学者对100例在怀孕初期的孕妇进行了随机对照试验。治疗组每天在腹部涂抹橄榄油2次，直到分娩，对照组在整个研究过程中不用任何霜剂或油剂。结果显示在妊娠纹的发病率及严重性方面，两组并无明显差异。

橄榄油不但不能预防妊娠纹，还会破坏皮肤屏障，对我们的皮肤造成伤害！

"纯天然""纯植物"的护肤品最安全，是这样吗？

这是最忽悠人的一条世纪大谣言！

因为世界上不存在这样的护肤品，就算最普通的一个护肤乳或护肤霜，去看看成分表也会有几十种化学物质，否则水乳不相融，更不用说安全保存或起到某些功效了。

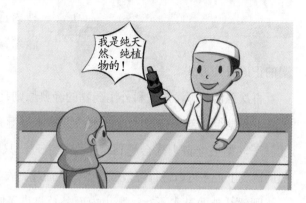

这样的宣传是商家的产品炒作，越是拼命吆喝纯天然的护肤品越是容易检测出强效激素，因为强效激素会给你又不过敏又短期内皮肤白白嫩嫩的假象。

 自制面膜既有效又环保吗？

看来很有吸引力啊，这可是环保与个性化的完美结合呢！

听说柠檬片、番茄片能美白，香蕉泥还能保湿去黑头呢！前面所说的护肤品不是天然的吗？那这些总是正宗纯天然了吧！柠檬等水果的确含有维生素 C 和果酸，只不过右旋维生素 C 不太稳定，外用也难以吸收起效，而且这些酸性物质本身有一定刺激，尤其是敏感性皮肤千万要谨慎！

事实上各类有机物因为成分复杂，比现代工艺提取或合成的单一活性物质有更多未知性。真的评估下来确实需要左旋维生素 C 或各类果酸的，还是选择靠谱的品牌和浓度，根据皮肤适应情况循序渐进地使用。

补水属于保湿吗？

许多美女觉得面部干了就立马补水，用各种活性水喷或化妆水拍用于保湿。把皮肤喂个水饱不就是保湿吗？

其实补水和保湿完全是两码事。

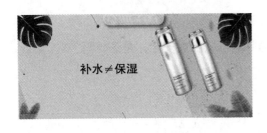

补水≠保湿

水分在皮肤表面停留时间很短，在蒸发同时还会将自身水分带走一部分，所以在喷雾后30秒内应该吸干，然后涂上吸水、涵水、锁水的乳或者霜，才是保湿的正确打开方式。

再次强调一下，皮肤科外用药物的经典原则是干对干、湿对湿、半湿对半干，不要觉得面部干就用生理盐水或纯净水等湿敷，否则会越敷越干。就像嘴唇干，如果一直去舔会越舔越干一样道理。只有在糜烂渗出明显或红肿灼热的情况下，才可以进行湿敷或冷敷，从而起到收敛、降温、收缩血管的作用。

既然从外面补水不行，那由内而外总靠谱了吧？

在一定范围内，多饮水的确有益于身体健康，但别对喝进去的水能直达皮肤抱太大期望。

所以说，不管是从外还是从内补水都不能替代保湿。

 油性皮肤不需要保湿吗？

油和水虽然有着千丝万缕的关系，但属于两种物质。

油性皮肤皮脂腺分泌旺盛，容易形成"大油田"，毛囊口堵塞发炎后还容易长痤疮。为了去油许多小伙伴往往会过度清洁，或使用维A酸等控油药物，这样就可能影响皮肤屏障功能。当水分丢失过多时皮肤局部变得干燥，则有可能反馈性地引起更多的皮脂分泌。

所以油性皮肤也要做好保湿，尤其是伴有敏感性皮肤者一定要保持水油平衡，修复、舒敏都离不开基础的保湿。

当然在剂型上尽量选择比较清爽的乳液或凝露，避免过于黏稠、油性的护肤品，或含有很多粉末的护肤品，以免堵塞毛孔。

 淘米水、牛奶能美白吗？

皮肤科医生经常会听到此类神奇想法，用淘米水、牛奶清洗面部，可以使面部变白？如果淘米水好，我们为什么还要淘米？

还不是因为有脏东西或污染残留的一些有害物质需要清除掉。而淘米水的碱性和皮肤的弱酸性本来就不搭，会破坏局部环境，造成更多问题。

至于牛奶是用来喝的（不过敏的话），其大分子蛋白通不过坚韧的角质层。如果你觉得洗干净真的变白了，只是因为暂时性水分增加引起光线折射的视觉假象而已。

当然牛奶的营养毋庸置疑，如果长时间敷牛奶对皮肤表面的各类微生物倒是个福音，可以作为很好的"天然培养基"。

 冷、热水交替清洗面部可以收缩毛孔吗？

这应该是从 20 世纪流传至今的古老传说，寄托着广大毛孔君的美好愿望！

就像我们的专家反复强调的，少折腾是护肤的黄金法则。

撇开耗时麻烦不说，这一会儿热一会儿冷的冰火两重天，只会让皮肤饱受摧残而变得越来越敏感。而且相信这种理论的往往是做事特认真、意志力特坚强那类人。长年累月坚持不懈的最后结果是，皮肤因屏障功能最终不堪重负而缴械投降，一有风吹草动的就变得敏感兮兮。

至于毛孔本身的结局，先要看具体毛孔的类型。

有些是因为皮脂腺分泌旺盛，毛囊口堵塞，里面的脏东西把毛孔撑大了所致。所以往往发生在皮脂腺密集分布的区域，如面部的 T 形区上、背部等所谓的皮脂溢出区。其中的个体差异是由基因（遗传）和性激素水平所决定的，所以在青春期尤其突出，还容易伴发痤疮、脂溢性皮炎等相关疾病。到了一定年龄，皮脂腺没那么勇猛了，皮肤上的毛孔也就相对不明显了。

要等到年老体衰？那我的美好青春怎么办？

温水清洗面部，适度清洁是基础。

如果毛孔的确过于粗大影响颜值，可以通过非剥脱点阵激光、果酸等医学美容手段予以改善。维 A 酸类药物也可以很好地控油抗炎，但前提是应在专科医生的评估指导下规范治疗，心急喝不了热粥！

另一类粗大毛孔则不同，随着年龄增长胶原流失，真皮变得松垮，毛囊皮脂腺得不到周围结缔组织的有力支撑而开口变大。

这时更不可能指望多清洗面部去解决，而需要通过有紧致作用的光电治疗，平时辅以抗氧化抗糖化产品来延缓衰老，前提还是要做好防晒、保湿等基础护肤，要知道紫外线是导致皮肤老化甚至皮肤肿瘤的重要因素之一。

 常去角质，护肤品吸收会更好吗？

常去角质，护肤品吸收更好，这句话似乎没啥毛病。角质层位于表皮的最外层，由一些老化死亡的角质细胞组成，别看厚度只能以微米来计，但相当坚韧，是皮肤屏障功能的主力。正因为这个皮肤卫士的存在，普通护肤品的吸收率只有 0.3% 左右，也就是说抹千元的护肤品，最后吸收的就只有 3 块钱！

这也是人们投入大量资源研究透皮吸收技术的原因，如一些化学性促渗剂或物理性促渗手段，包括常用的超声导入、纳晶、电离导入等。

所以说直接去角质，让护肤品吸收成倍增加是肯定的！

但是首先要因人而异，如果本身就角质层偏薄，或者皮肤敏感，那还是小心呵护，别粗暴对待你的皮肤卫士。

虽然角质细胞从表皮基底层来到最外面的角质层，原来圆柱状的俊俏模样变成了皱巴巴的扁平状，细胞核及其他细胞结构已经消失，但并不代表没有功能，反而十分重要且复杂。

失去角质层的呵护，各类微生物及其他有害物质将长驱直入，引起局部免疫环境的改变，血管神经对于外界理化因素的刺激也会更加敏感，突然而至的潮红、肿胀、灼热等症状会让人烦不胜烦，而经表皮水分丢失增加会带来皮肤干燥、紧绷、脱屑等一系列不适。

更可恶的是前面的那个"常"字！

对于角质层过于厚实、让皮肤显得暗沉的油性非敏感皮肤来讲，偶尔去一次角质的确可以让肤质光滑透亮一些，也有利于外用产品的吸收。正所谓旧的不去新的不来，新陈代谢本是客观规律，在代谢缓慢的时候，你去加把油也是可以的。

但凡事一定要把握好度，加油或加柴火可以让火焰明亮一些，如果旺过头了那就是火灾了。别以为你的面部皮肤比城墙还厚，区区数微米的角质层哪经得起三天两头摧残？一时的光鲜会带来长久的痛。

 敏感皮肤用婴儿护肤品靠谱吗？

这是皮肤科门诊每天都能遇到的问题。

只要医生一说需要温和的保湿类护肤品，许多患者脑海里首先蹦出来的就是小孩子用的护肤品。连婴儿这样娇嫩的皮肤都能用，大人当然更没问题。

其实不然，小孩子往往都是成人羡慕的中性皮肤，不容易长痘也不起皱，更没有许多后天折腾出来的敏感性皮肤，和"激素脸（激素依赖性皮炎）""皮肤屏障受损综合征"的大花脸不可相提并论。

更重要的是所谓的"儿童护肤品""婴儿护肤品"并没有什么国家标准或国际标准，和孕妇专用一样，都是厂家自己说了算。

把包装做得可爱一点，印上卡通图案，这"香香粉"香喷喷又花花绿绿，少一些功效性成分，感官上深受儿童（家长）喜爱就算是小孩子专用的护肤品了。

要知道敏感皮肤最怕这些香料、色素之类了，许多香料是常见的过敏原。常有患者用"我连小孩子的护肤品都用不成"来表示病情的严重和无奈。有的人居然还敢用盐水清洗面部且不做好保湿，那他就只会在敏感性皮肤的道路上越走越远。

其实对于皮肤屏障受损的敏感皮肤来讲，保湿、修复、舒敏是必要的，尤其含有生理性脂质的高品质仿生产品，不同亚型的神经酰胺以一定的比例搭配固醇类、脂肪酸等，与正常人体表皮的细胞间脂质类似，能够恢复皮肤"砖墙结构"的功能。

这些成分简单明确，经过临床验证，具有辅助功效的产品我们称之为"医用护肤品"或"药妆"。它不含色素、香料和致敏性防腐剂等，在生产工艺、原料品质、组方上都有严格要求，是敏感皮肤的首选。

而特应性皮炎等皮肤屏障功能受损相关的婴幼儿皮肤病，这类保湿剂会成为临床上很好的帮手，对于减少复发尤为重要。

除了一些国际知名品牌，近年来国内也有不少这类护肤品，但有些新产品还需要临床观察和时间检验，并非自称"医用护肤品"就一定是高品质、高耐受的好产品。作为皮肤科医生，廉博士推荐问题皮肤使用医用护肤品，正常皮肤长期使用更没有问题，但不要神话其功效，最终在皮肤科医生指导下都要以使用者的感受和时间来说话。

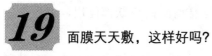 **面膜天天敷，这样好吗?**

面膜能够迅速补充皮肤水分，可以说是补水的一把利器。它可以满足基础护肤品提供不了的营养要求，在短时间内激发皮肤的最大活力。但是面膜不是用得越多越好，每天敷面膜会造成皮肤负担，并容易使肌皮变得敏感、脆弱。

使用面膜时间通常为 20 分钟左右，千万别贪心地认为面膜上的精华还没干，想多吸收一会儿，或者敷面膜直接入睡。敷的时间过长，皮肤不仅不能吸收面膜中的养分，反而会使已经干涸的面膜"倒打一耙"，重新反吸收皮肤原有的水分，令皮肤更加干燥。如果短时间内频繁敷面膜，对皮肤来说就是一个长期的、过量的刺激，很容易引发皮肤过敏等问题。

更为严重的是，如果皮肤长期处于这种脆弱不稳定的状态，会引发炎症等一系列问题，如皮肤过分依赖外界水分，保水能力越来越差，皮肤变得更加干燥，皮脂腺分泌异常，脱皮等。

其实在保湿方面，有很多比面膜更好的选择。如在正常的护肤步骤中加入透明质酸、胶原蛋白这样的有益成分，或者将面霜换成封闭性更好的精华、凝胶等产品。

20 洁面产品起泡越多越好？

泡沫丰富才是好的洁面产品？非也。泡沫的多少，主要和洁面产品中表面活性剂种类、含量以及两种或者以上表面活性剂配比有关。泡沫的多少，不是判断洁面产品清洁力强弱的标准，哪怕是比较温和的、适合敏感性皮肤使用的洁面产品，也可有较好的起泡能力。

很多洁面产品打着控油的口号，但遗憾的是目前尚未发现可用于临床的、确实能够有效地抑制皮脂分泌的外用护肤产品。

之所以我们能感受到清洗以后的干净舒爽的感觉，可能是洁面产品的过强的清洁力所赋予的。

21 你还用针清祛青春痘吗？

> 廉博士经常会遇到青春痘（寻常痤疮）患者来医院就诊时说，医生我不要吃药，你给我针清一下就好了。廉博士在这里明确地告知患者，凡是离开了正规口服药的青春痘治疗都是违反科学原则的。

然而在民间，在很多非医疗机构还存在针清（是指用医疗器械清除痤疮顶部或者扩大痤疮的开口，然后把堵塞住毛孔的皮脂和其他物质排出的过程）这一看起来见效快不吃药的快捷途径。那么到底该不该针清，且听专业皮肤科医生的忠告。

请不要随意采用针清祛青春痘的方式！

针清祛青春痘是一种最原始的祛青春痘方式，很多小型祛青春痘中心仍在使用，因看起来效果快，也有不少人会动心。当你真正治疗起来就会发现，一段时间不去清，青春痘就会又爆发。而事实也证明针清不但疼痛难忍，而且挤压得深浅会直接造成毛囊不同程度的损伤，部分毛囊彻底失去代谢能力，反而会导致轻微的青春痘直接变成顽固性的结节性痤疮。

实际上青春痘形成的原理，是皮脂腺分泌过盛造成毛孔堵塞，进而致使毛囊也受到了损伤，表现在皮肤上面就是各种结节、痤疮。那么要治疗的话，也必须是从减少皮脂腺的分泌入手，以达到清理毛孔的目的。

然而单纯的针清只是将表面的青春痘弄破，通过挤压的方式将里面的油脂毒素排出，这样确实会见效很快，有的甚至做完就能看到效果。但是这样的蛮力会让你的毛囊受到更为严重的损伤。虽然表面上青春痘是排干净了，但毛囊受损后失去代谢功能，用不了多长时间就会产生更多的油脂，青春痘再爆发很可能比之前更为严重。而且挤压过程中皮肤细胞受损坏死，即便以后青春痘不再长了，也会留下痘印，甚至痘坑。美容院之所以敢于签约治疗，就是因为确实能让你看到效果，但你看到好了，并不代表彻底好了。

对于针清，廉博士一直持反对态度。如上所述，如果针清操作不当或消毒不严，很容易导致感染和瘢痕。而且针清并不能治愈青春痘。不过如果你由于某些特殊情况需要快速祛除面部的青春痘，针清只是一种不得已而为之的快速暂时有效的方法。

如果一定要针清祛青春痘，那么请看看下面的注意事项：①黑头或初期发炎的青春痘建议都不要用针清方法，除非痘已成熟，即有明显白色的脓头在皮肤表皮上，才可以针清。针清时必须手定，下针时必须准确，否则可能有严重的后果。②针清祛青春痘需要消毒，如果消毒不当，会出现致病菌往皮肤里面入侵，造成真皮深层感染，加重毛孔粗大。③危险三角区、大片融合的青春痘自己不要针清，需要找专业医生正规治疗。④针清完青春痘要进行抗炎修复的工作，避免感染。

青春痘是皮肤科常见病，最好的方法就是去医院，找专业的皮肤科医生来处理。虽然在医生眼里，你的皮肤问题很不起眼，但是医生哪怕抽出 5 分钟给出的方案，都胜过你自己摸索的护肤攻略。

专业的事交给专业的人，解决青春痘问题交给专业的皮肤科医生就可以了。

外用碘伏治疗青春痘，靠谱吗？

想通过碘伏消毒杀菌的作用来治疗青春痘，这个方法有效吗？

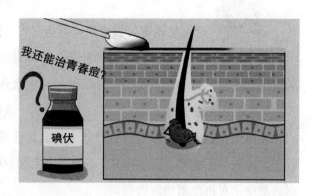

碘伏又称聚维酮碘，是常规皮肤消毒剂，主要用于皮肤表面的消毒。而青春痘患者的炎症性丘疹其感染细菌主要是痤疮丙酸杆菌，该菌主要定植于毛囊深层，碘伏并不能渗透到毛囊深层，所以其对青春痘抗感染治疗效果有限，还不如外用易吸收的抗感染药物。且青春痘产生的主要病因中细菌感染只占一部分，其关键因素还是局部皮脂分泌旺盛，造成毛囊内油脂较多，而痤疮丙酸杆菌特点是嗜油性，在油脂环境中生长较快，治疗青春痘最重要的治疗手段是抑制皮脂腺增生及皮脂分泌。

所以期望涂涂碘伏就能祛青春痘那是不可能的。

 十滴水祛青春痘靠谱吗？

十滴水的主要成分为樟脑、干姜、大黄、小茴香、肉桂、辣椒、桉（叶）油等芳香性物质，含有挥发油，也就是精油。辅料是乙醇（酒精）。酒精是挥发油的良好溶剂，渗透性好。酒精消炎杀菌作用也很好，如杀灭皮肤上常见的葡萄球菌。十滴水里的其他挥发油成分也有一定的消炎杀菌的作用。

但是问题来了！酒精刺激性大，对面部皮肤不友好，也可能导致表皮的菌群失衡，破坏表皮的酸碱度。酸性皮肤变得没那么酸，反而导致坏菌滋生，屏障功能弱化，青春痘问题变得反复或者更严重。

因此十滴水祛青春痘效果短暂，真正彻底治疗青春痘是不可能也不安全的。上面已经指出青春痘发生的关键因素是局部皮脂分泌旺盛，造成毛囊内油脂较多，促成痤疮丙酸杆菌感染，不从皮脂腺过度分泌这个源头治疗痤疮就是治标不治本。

红霉素软膏可以治疗青春痘吗？

大家都喜欢价格低、疗效好的药品。红霉素软膏是一种临床上十分常用的抗生素软膏。近两年，类似"几块钱的红霉素软膏，功能强大到让你怀疑人生"这样的说法在网络疯传，俨然又打造出一款神药来！

廉博士在临床上很少给患者开这个药品。廉博士承认红霉素软膏治疗或者预防皮肤细菌感染，价廉物美。可是，大家都忽视了一个非常重要的方面，那就是细菌对抗生素的耐药性问题。

为什么廉博士要说后患无穷，就是因为这个细菌耐药性问题。

廉博士特别提醒：外用红霉素软膏导致细菌耐药性，不但会导致药膏失效，还会导致细菌对红霉素口服制剂产生耐药性。也就是说，你长期擦红霉素软膏，当你需要口服红霉素类消炎药时，你会发现吃的药没效了！

更要命的是，细菌还会对同属红霉素类的其他抗生素产生交叉耐药性。例如我们熟知的阿奇霉素、琥乙红霉素、罗红霉素等。

实际上医学界对于抗生素的外用早已达成共识，尽量不用或少用有对应口服制剂的抗生素软膏。

青春痘过了青春期就会自愈吗？

很多年轻的青春痘患者都以为青春痘只是青春期的一种皮肤问题。很多长青春痘的朋友要么自行买些祛青春痘产品，要么去美容院祛青春痘。另外由于对青春痘的不了解，大家都以为青春痘应该不难治。

其实青春痘是一种慢性皮肤病，并不是过了青春期

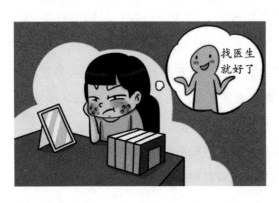

就会自愈，更不是随便买个产品或者药膏就能解决的。即使是公认的特效药异维A酸，也需要吃6个月以上才有比较好的效果。所以祛青春痘应该找医生，一定不要急功近利。祛青春痘没有快速的方法，无论采用什么疗法，都需要长期坚持治疗。

26 为什么皮肤过度清洁不好呢？

大家都深知清洁的重要性，各种去角质产品、磨砂膏、深层清洁面膜不停地买。每种清洁产品三天两头就拿出来用用，每次面部变得干涩才觉得干净。这种过度的深层清洁会让面部的角质层越来越薄，红血丝、痤疮等问题都统统跑出来，皮肤表面的屏障也被破坏掉了，用再好的护肤品也补救不了。

27 清洁不彻底也是问题吗？

这也是一个很大的问题。为了图方便直接用洗面奶卸妆或者卸完妆不进行清洗，直接进行护肤，这样是不会起到清洁作用的。另外化妆品残留在面部，时间长了会使毛孔粗大，黑头明显，面部变得暗黄，甚至还有坑坑洼洼，只会使皮肤状态变差。

我们提倡温和清洁。

清洁最重要的是温和，首先需要选对清洁产品，氨基酸洁面产品贴心又安全。

晚上卸妆之后再洁面，带走多余的油脂、附着在面部的灰尘和细菌，又能保证面部的干净程度。

廉博士特别提醒：像干性皮肤、敏感皮肤早上就用清水洁面就行，毕竟出油少又没有其他脏东西，脆弱的皮肤还是少干预为好。

当然也不能否定深层清洁的重要性，油性肌肤1周1次，中性肌肤2周1次就可以了。

色斑皮肤护理及淡斑美白

 色斑是怎样形成的?

对于女性来说,色斑简直可恶。我们更喜欢自己的皮肤白皙无瑕。皮肤的颜色主要受皮肤内色素含量影响,即皮肤内黑色素、胡萝卜素、皮肤血管内血红蛋白的含量。所以在祛斑的这条路上,我们跌跌撞撞,不断尝试,还是找不到正确的方法。无论是想淡化还是清除面部斑点,首先要知道这些色斑是怎么来的。

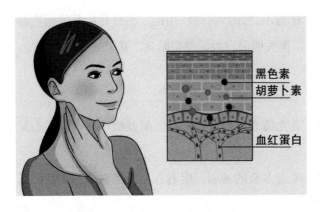

（1）遗传:这是我们无法控制的因素。如果家里父母长斑,我们自己长斑的概率就很大,而且这种遗传性长斑最好常年防晒。最常见的遗传性色斑是雀斑。

雀斑多见于面部、颈部、手臂等部位,面部多分布于脸颊、鼻梁等部位。它的形状和颜色像麻雀蛋,为针尖到米粒大小的褐色斑点,因此得名雀斑。一般来说,女性比男性多。雀斑早在小时候就出现了,20岁之前的增多可能是紫外线过度照射造成的。色素斑点的数量、大小和颜色取决于吸收的阳光量和个人对阳光的耐受性。有些雀斑会随着年龄的增长而消失。

（2）紫外线照射:阳光中的紫外线会刺激皮肤产生大量的氧自由基,破坏皮肤细胞，加速黑色素生成的氧化反应，同时破坏皮肤细胞的正常代谢功能，使黑色素无法顺利排出体外，最终残留在皮肤上，使皮肤变得又黑又暗。

（3）不当的护肤习惯：过度清洁和频繁去角质，会使皮肤屏障受损，继而导致皮肤保湿锁水能力下降，代谢异常，色素堆积，出现色素沉着的问题。

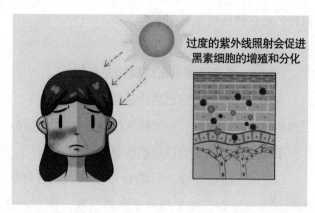

过度的紫外线照射会促进黑素细胞的增殖和分化

此外一年四季都要防晒。如果你只在夏天防晒，其他季节长期暴露在紫外线下，同样会导致皮肤晒黑。

（4）精神压力过大：在巨大的精神压力下，人容易表现出焦虑、易怒、抑郁等不良情绪，可能影响下丘脑－垂体分泌促黑素细胞激素，导致色素沉着和长斑。长时间压力过大，很容易造成面部斑点越来越多。

 色斑的种类有哪些？

不同的色斑有不同的治疗方法，假如没搞懂就直接治疗，可能会出现无效，也可能误打误撞有一点效果，不过很难达到完全治愈的目标。

这里将色斑分为五类来讲解，同时分析下好发年龄段：

（1）雀斑：多发生在20岁之前，20岁后发生率逐渐减小。

（2）黄褐斑：多发生在20岁之后，30岁人群发生率较高，此后逐渐减小。

（3）炎症后黑变病：各种炎症损伤后都可能形成色素沉着。

（4）老年斑、脂溢性角化病：一般发生于高龄人群，当然也不排除年纪轻轻就长老年斑的成人。

（5）褐青色痣：在成年后都有较高的发生率。

上述色斑只是在生活中常见的色斑，还有一些未曾遇见过的色斑，也需要进行预防。

色斑是多种原因导致的，我们应该在专业医生指导下了解面部所生的是何种色斑，然后再来对症下药。

 美白淡斑日常必做哪些事？

许多人在努力使自己的皮肤变得更白、更亮、更健康。如果你想改善自己的肤色，就必须每天对皮肤进行适当护理，选择有效的美白产品。

下面是美白淡斑的日常护肤要点：

（1）每天涂防晒霜：日晒会对皮肤造成各种破坏，从各种色斑到严重的晒伤和皮肤癌。如果想要更亮的皮肤，你必须使用防晒系数足够高的防晒霜。

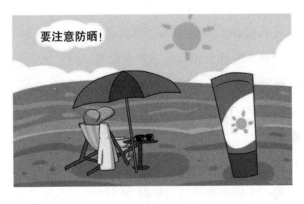

当皮肤暴露在长波紫外线和短波紫外线下，身体会产生黑色素，从而使得皮肤看起来更黑。这时你能做的最重要的事情就是每天在户外涂抹防晒霜，即使天气不太热或阳光不强烈时，也要做好防晒。如果是长时间处于阳光下，还可以通过穿防晒服、戴帽子和太阳镜来保护皮肤。

（2）清洁与保湿：每天早晚各清洁1次面部，以除掉污垢和油脂，这对于保持健康透明的肤色至关重要。请使用适合你肤质的保湿产品。

如果你的皮肤是油性的或者容易长痤疮的，则应该选择轻薄的乳液，而皮肤干燥的人应该选择滋润度高的面霜。

（3）健康的饮食习惯：喝水和正确饮食不会使皮肤变白，但可以帮助皮肤恢复活力。

当皮肤恢复活力时，老的色素层逐渐消失，新生的皮肤得以显露，使你的皮肤看起来更加明亮健康。多喝水可以加快这个过程。

良好的饮食习惯还可以为皮肤提供必要的维生素和营养，从而使皮肤保持健康。请尽可能多吃新鲜水果和蔬菜（尤其是那些富含维生素A、维生素C和维生素E的蔬菜），并远离加工食品。

（4）戒烟：吸烟会导致过早衰老，引起细纹和皱纹。它还可以阻止血液流到面部，使面部显得苍白或发灰。

 如何选择靠谱的美白产品和方法？

靠谱的美白方法是：做好防晒，选择含有美白成分的护肤品。

（1）美白化妆品：选择含有有效美白成分的产品，例如烟酰胺、传明酸（氨甲环酸）、水杨酸、曲酸或熊果苷等。

这些产品使用起来通常很安全，但是请务必按照包装上的说明进行操作，如果皮肤出现不良反应，请立即停止使用。

（2）维A酸：维A酸可通过去除角质和加速细胞更新来有效提亮肤色。维A酸乳膏不仅可以使皮肤变亮和变白，还可以有效抚平细纹和皱纹，使皮肤饱满并使其更加明亮年轻。在较高浓度下，它也可以帮助清除痤疮。使用维A酸乳膏起初会引起干燥、发红和脱皮，但是一旦皮肤适应了产品，这些症状就会消失。

维A酸乳膏会使皮肤对日光更加敏感，因此应在晚上使用，并确保白天使用防晒霜。

维A酸乳膏属于处方药，你可以从皮肤科医生那里获得。也可以选择含有维生素A的非处方美容产品，但功效较低。

（3）化学换肤：化学换肤可以非常有效地美白皮肤。它们的工作原理是剥脱色素沉着的皮肤顶层，从而露出下面的新鲜皮肤。

将酸性物质（例如果酸）涂在皮肤上，静置5～10分钟。果酸可能引起皮肤刺痛或灼热感，因此应在医生正确指导下进行使用。

通常间隔2～4周进行一次化学换肤。在此期间，一定要避免日晒，因为此时的皮肤会特别敏感。

（4）微晶换肤术：如果皮肤对果酸和美白霜敏感的话，还可以选择微晶换肤术。它基本上可以剥落或抛光皮肤，祛除暗沉、深色的皮肤，使皮肤更明亮。

治疗通常需要 15 ~ 20 分钟，但可能需要 6 ~ 12 次治疗才能获得明显的效果。有些人在治疗后，可能会出现发红或干涩，但总的来说，微晶换肤术的副作用比其他疗法少。

（5）氢醌：氢醌是一种高效的皮肤漂白霜，可用于漂白色斑。由于潜在的副作用，可能导致皮肤永久色素脱失（白斑），在欧洲和亚洲的大部分地区都已禁止在化妆品中添加氢醌。

廉博士特别提醒：①做好日常护肤是美白亮肤的基础。②有不少美白亮肤产品及医学美容疗法可供选择，这些方法的有效性已得到科学验证，但不代表对每个人都有效。请降低期望值，没有永久有效的美白方法。美白效果也因人而异。③想要美白亮肤，永远不要忘记防晒。④美白毕竟是一个需要长期坚持的过程，切忌盲目追求迅速美白，否则离皮肤屏障损伤就不远了。

 为什么祛斑容易，黄褐斑却很难治？

祛斑一直是爱美女性长期关注的话题。国内祛斑的医学美容市场也是非常之大。常用的祛斑方法包括口服及外用药物、化妆品祛斑及医学美容治疗祛斑。应该说，这些方法都是有效的。尤其是美容激光的发展，许多色斑都可以通过激光祛除，除了价格昂贵外，效果是很肯定的。不过虽然祛斑激光已经发展到非常厉害的级别，但是有一类色斑，在皮肤科界公认是最难治，疗效不肯定，且容易返黑的，这就是斑中之王"黄褐斑"！

 氢醌乳膏能不能治疗黄褐斑？

其实所有皮肤科医生都知道，氢醌乳膏是治疗黄褐斑的首选外用药物。目前在我国的教科书中，也把氢醌及其衍生物放在黄褐斑外用药物的首位。

为什么很多人使用氢醌乳膏祛斑无效？

让我们来看看国内唯一一个经药监局批准上市的氢醌乳膏的药品说明书。

适应证：黄褐斑、雀斑及炎症后黑变病。

用法用量：每天早晚各 1 次，适量外擦斑处，一般要擦数周，色素斑才会减轻。如果病变无改善，仍应持续用药几周。当皮损颜色恢复至正常肤色时，应渐渐减少用药。如治疗 2 个月后仍无脱色效果，则应停用该药或遵医嘱。

禁忌：对本品过敏者、12 岁以下儿童及孕妇禁用。

注意事项：①对其敏感性进行皮试，可在正常皮肤部位涂用 24 小时，如出现少量红斑，则不必禁用该药。但如用药部位出现瘙痒、水疱或特殊的炎症反应，则建议停用该药。②每次使用面积不宜过大。③不可用于眼部和伤口周围皮损。④减少阳光照射，避免雀斑病情加重。⑤只可用于病变部位，勿涂抹于正常皮肤。⑥乳膏一旦变色，禁止使用。

你看懂说明书了吗？

其实很多药物疗效不佳或是出现副作用，往往是患者没有仔细看药品说明书、没有了解药物应用注意事项的缘故。

 氢醌乳膏使用方法及注意事项有哪些？

☺ 氢醌对皮肤是有刺激性的，也有部分人对其过敏。建议按说明书先小面积试用，无过敏反应才可使用。擦药膏时量一定要小，擦后轻轻按摩皮肤不会看到明显的白色药膏，才是合适的剂量。

☺ 虽然是强效的祛斑药，也需要较长时间才能看到疗效。一般来说，使用 5～7 周后才会看到明显疗效。见效后需要坚持擦至少 3 个月。

☺ 日晒是黄褐斑发生的重要因素，同时氢醌又有光敏性。因此做好防晒是很有必要的。如果你做不到，就不要使用氢醌乳膏来祛斑。

☺ 氢醌暴露在空气中容易变色失效。如果发现药膏变为深黄色或棕色，请丢弃药膏。

☺ 不可自行延长擦药疗程，具体擦多长时间一定要根据个人反应与医生沟通后决定。

 为什么化妆品中禁止添加氢醌？

在美国、日本，氢醌允许添加到护肤品中，2% 以下浓度的氢醌乳膏可以按照非处方药出售，3% ～ 4% 氢醌乳膏需由医生开具处方。在我国和欧洲，禁止在护肤品中添加氢醌。

究其原因，主要是由于长期使用氢醌，有可能导致外源性褐黄病及不可逆的色素脱失（白斑）。

 怎样安全有效地使用氢醌乳膏？

如上所述，使用较低浓度的 2% 氢醌乳膏是比较安全的。相对的，疗效也比高浓度差。考虑到使用高浓度氢醌乳膏有可能导致永久性色素脱失，廉博士个人不建议购买国外市场上的 4% 或 5% 氢醌乳膏。使用 2% 氢醌乳膏也要严格按照说明书使用。

 哪些情况适合使用氢醌乳膏？

氢醌乳膏的主要适应证是黄褐斑和炎症后色素沉着。对于黄褐斑和炎症后色素沉着，廉博士建议采用保守治疗。黄褐斑的保守疗法，不折腾，才会好！

如果经过 1 年以上的保守治疗仍然无效，这时可以尝试使用 2% 氢醌乳膏，连续擦 6 周左右观察疗效。如有效可继续使用，如无效则停用。

 "斑中之王"的黄褐斑，其具体类型和表现有哪些？

女性面部的斑有很多种，并不是所有的斑都叫黄褐斑。但是最顽固、最难治也最容易反弹的却一定是黄褐斑。

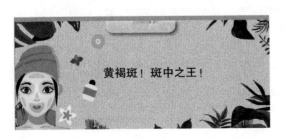

通常将黄褐斑分为三种类型：①表皮型黄褐斑（黑色素存在于表皮，斑的边界清

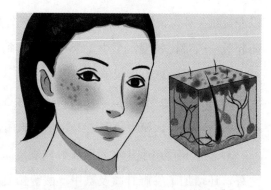

晰）。②真皮型黄褐斑（黑色素存在于真皮，斑的边界模糊）。③混合型黄褐斑（黑色素同时存在于表皮和真皮的位置）。

黄褐斑表现为大小不一的黄褐色或深褐色斑片，多呈片状对称分布于额部及颊部（因此也叫蝴蝶斑），也可累及前额、鼻、口周。本病多发于中青年女性。

 哪些原因会引起黄褐斑？

有多种原因可以导致黄褐斑，常见的原因包括紫外线照射、怀孕、口服避孕药、家族史、甲状腺疾病、光毒性药物、不良的护肤习惯等。内分泌紊乱、过度疲劳、睡眠不好也可能诱发黄褐斑。

其中不良的护肤习惯包括过度清洁、过度护肤等，都会使皮肤变得敏感，引起色素沉着问题。

14 黄褐斑的治疗手段有哪些？

黄褐斑的临床治疗方法虽然很多，但目前尚无统一、规范的治疗方案。主要治疗方法有外用药、口服药、激光治疗以及药物联合激光治疗等。但是放眼全球各地，目前尚没有一种能保证彻底治愈黄褐斑的方法。需要提醒大家注意的是，不管采用哪种方法进行治疗，严格防晒是必须要遵循的原则。

治疗黄褐斑切忌一开始就用激光，离开内在调理及皮肤屏障修复的治疗都是治标不治本。

一线治疗方法：药物（包括内服外用）及皮肤屏障修复。

二线治疗方法：激光治疗。

（1）药物治疗：

1）外用药物：外用药物的疗效也不容小觑，有些患者单纯使用外用药就有明显的淡斑效果。外用药作用机制是抑制黑色素合成，促进其分解代谢。

以左旋维生素C、熊果苷霜为代表的淡斑外用药效果不错。注意，这些外用药起效一般都比较慢，至少1个月才能看到色斑淡化的效果，如果1个月一点变化都没有，就不建议继续使用。

2）内用药物：包括抗氧化药物还原性谷胱甘肽、维生素C等，抑制纤溶药物氨甲环酸等。氨甲环酸，一般建议服用8～12周。

3）皮肤屏障修复：水光针注射修复皮肤屏障，水光药物配方除了玻尿酸之外，还增加了谷胱甘肽及氨甲环酸等修复和淡斑成分。同时配合应用具有屏障修复功能的医用护肤品。

（2）激光治疗：目前临床上，主要用各种选择性激光，但是效果都不稳定。

无论在外用药物，还是皮秒激光术后，最重要的还是保湿防晒。保湿防晒，不仅可以预防黄褐斑的发生或加重，对于接受过治疗的人来说，还能很好地维持现有的治疗效果，延缓复发时间。

15 黄褐斑患者还需要注意什么呢？

不管是治疗期间还是平时都要注意严格防晒，注意休息，避免熬夜、精神紧张等，多吃蔬菜水果。另外强调，治疗要在医生指导下进行，不可自己盲目行动，切忌乱用偏方验方和外用药。黄褐斑是一种慢性疾病，任何治疗都不可能一蹴而就，永不复发，所以应耐心治疗和注意预防。

防范对策就是注意保湿和严格防晒。禁忌使用含有激素、铅、汞等有害物质的速效祛斑霜。因为其副作用太多，甚至可能导致毁容！禁忌长期使用磨砂类产品，使用后皮肤看似非常柔嫩，其实已经破坏了角质层，从而导致色素细胞活跃、色斑形成。

祛斑道路千万条，医生指导第一条。患者最好选择在正规医疗机构的皮肤科就诊，不可轻信说得天花乱坠的广告。只有找可信赖的皮肤美容医生帮你综合调理，才有可能达到稳定祛斑的目标。

敏感性皮肤的保养

 什么是敏感性皮肤?

中华医学会皮肤性病学分会皮肤美容学组在 2017 年制定了《中国敏感性皮肤诊治专家共识》，给出了敏感性皮肤的定义：皮肤在生理或病理条件下发生的一种高反应状态，表现为受到物理、化学、精神等因素刺激之后皮肤易出现灼热、刺痛、瘙痒及紧绷感等主观症状，伴有或不伴红斑、鳞屑、毛细血管扩张等客观体征。该共识强调敏感性皮肤其实是一种亚健康皮肤状态。

敏感性皮肤典型的症状：面部红斑、潮红、肿胀、红色丘疹、干燥脱屑、毛细血管扩张。

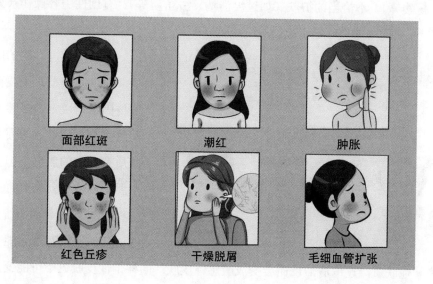

面部红斑　　　　　潮红　　　　　肿胀

红色丘疹　　　　　干燥脱屑　　　　毛细血管扩张

敏感性皮肤也是一种皮肤类型吗?

多数学者将敏感性皮肤当作一种皮肤类型,与中性皮肤、干性皮肤、油性皮肤及混合性皮肤并列。

敏感性皮肤,具有敏感性高、耐受性差和反应性强三大特点。

根据发病原因,可将敏感性皮肤分为原发性和继发性两种类型。原发性敏感性皮肤与遗传、性别、年龄等因素相关;而继发性敏感性皮肤则可能由各种物理、化学、精神及医源性等因素所引发。

 敏感性皮肤是怎样形成的?

敏感性皮肤可以分为原发性和继发性两种类型。

原发性敏感性皮肤,占敏感性皮肤的30%,主要与遗传因素有关。又可分为两种情况,一种为天生皮肤角质层薄,皮肤屏障功能弱。另一种为受到刺激后血管容易扩张,面部出现潮红。

而另外70%则是继发性敏感性皮肤,即常说"作出来"的敏感性皮肤。通常由炎症性皮肤病(痤疮、玫瑰痤疮等)、外用药物(糖皮质激素、维A酸、水杨酸等)、不恰当的护肤(如过度清洁、去角质等)、有创性美容操作(如激光、果酸换肤等)等引起。

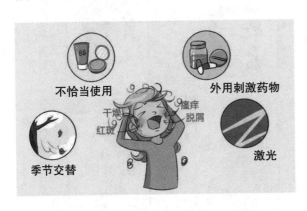

我们知道,人们的肤质(即皮肤类型)主要由遗传因素所决定。虽然不同的季节、环境、习惯对肤质有一定的影响,但其主要特征是不会改变的。

如果你是油性皮肤,通过任何手段都不可能变为其他肤质,过度清洁反而会变成敏感性皮肤。同样干性皮肤也不可能变为油性皮肤。

原发性敏感性皮肤与遗传因素有关，天生皮肤屏障功能弱，很难修复为正常皮肤。而继发性敏感性皮肤，可能由中性、油性和干性任何一种肤质转变而来（不适当护肤或其他原因）。这种情况经过使用医用护肤品，结合一些药物治疗手段，是有可能得到改变的。

 敏感性皮肤的诱发及加重因素有哪些?

敏感性皮肤是一组临床症状，是自我报告的面部不适感觉，包括红肿、刺痛、灼烧、麻痛感和瘙痒等。敏感性皮肤可以发生于正常皮肤或皮肤屏障受损的人，也可能是面部皮肤病（如玫瑰痤疮、特应性皮炎和银屑病等）的一种表现。

（1）化学因素：化妆品，清洁用品，消毒产品。

（2）物理因素：季节交替，温度变化（过冷或过热）。

（3）天气因素：日晒，大风，雾霾。

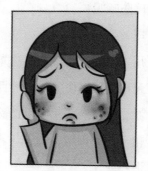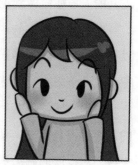

使用化妆品出现过敏　　　停用后过敏消失

（4）医源性因素：激光等有创性治疗，外用刺激性药物（如维A酸类），外用激素药膏。

（5）饮食：辛辣刺激饮食。

（6）精神因素：紧张、生气、熬夜。

 敏感性皮肤能恢复吗?

敏感性皮肤作为一种皮肤类型，由于其先天肤质问题，难以耐受普通化妆品，需要终身使用合适的医用护肤品。

原发性敏感性皮肤，确实很难完全治愈。由于基因遗传的原因，原发性敏感性皮肤的皮肤屏障功能较弱，容易被各种外界微弱刺激所激惹，诱发相

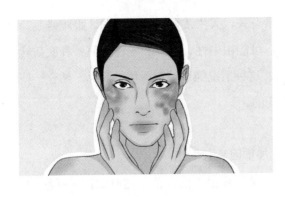

关的皮肤症状。

但是对于大多数的继发性敏感性皮肤患者来说，则完全可以通过祛除诱因，应用合适的医用护肤品，来修复皮肤屏障，使敏感性皮肤恢复正常。因此绝大多数的敏感性皮肤，是可以通过后天努力恢复为正常皮肤的。

 敏感性皮肤该如何防晒？

因为紫外线会加重敏感性皮肤的症状，因此防晒是必需的。那么敏感性皮肤的人该如何做到正确防晒呢？

对于敏感性皮肤，应该选择硬防晒的方法。硬防晒是指除了涂抹防晒霜以外的防晒手段，如采用宽檐帽、防晒衣、口罩、墨镜、伞或其他大面积物理方式遮蔽阳光，来达到避免日照伤害的防晒目的。

对于敏感性皮肤，激光医学美容手术后的脆弱皮肤，硬防晒是必不可少的。通过撑遮阳伞，戴帽子、太阳镜、口罩等物理遮蔽方式，相对于防晒霜来说，对皮肤的刺激更小。

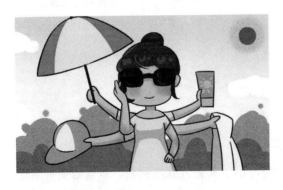

当然如果你需要在室外待很久的时间，或者去海边、雪地旅游，还是有必要擦防晒霜的。

理论上，敏感性皮肤适合纯物理防晒霜，如果你去医院就诊，医生一般也会这样推荐。但实际上，纯物理防晒霜肤感极差，厚厚一层敷在面部很不舒服，很多患者涂过物理防晒霜后反复清洗皮肤，反而导致皮肤屏障破坏，使敏感性皮肤加重。因此不必拘泥于物理还是化学防晒，只要是温和的低刺激的防晒就适合敏感性皮肤。

 敏感性皮肤应该怎样清洗面部?

敏感性皮肤容易受到阳光、环境污染物、化妆品等因素的影响。如果你的皮肤敏感，就容易对含有香料、酒精或其他刺激性成分的产品产生刺激反应。

下面就来详细说说敏感性皮肤应该怎样正确地清洁面部而不伤害皮肤。

（1）精简护肤：敏感性皮肤容易受到刺激，所以在日常护肤时应做到"精兵简政"，只使用必需的护理产品。

（2）选择洁面产品：选择不含香

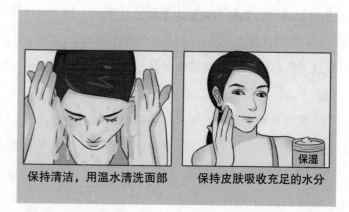

保持清洁，用温水清洗面部　　保持皮肤吸收充足的水分

精和酒精的产品以最大限度地减少刺激。选择标签上有"适用于敏感肌"的产品。选择低泡沫的洁面产品。一般来说，一个产品产生的泡沫越多，它就越容易洗去皮肤表面的皮脂膜，所以低泡沫或根本没有泡沫的产品是理想的。

你的面部如果不是很脏的话，根本不需要使用香皂。温水和面巾可以轻柔地清洁面部皮肤。另一个不错的选择是椰子油，少量涂抹于整个面部，用温暖湿润的毛巾擦拭，可以清洁皮肤，也可以除去顽固的化妆品残留物。

不要使用去角质产品。在尝试去除角质之前，最好征求皮肤科医生的意见。

如果另一位敏感性皮肤患者使用某款产品效果不错，不代表你使用时就一定没问题，每个人的皮肤状态都不一样。另外昂贵的产品不一定比便宜的产品更好。

（3）怎样使用洁面产品：频繁清洗面部会破坏皮肤屏障。每天只需洗1

次或 2 次。可在睡觉前清洗面部，然后立即涂抹温和的保湿剂或乳剂。如果化妆的话，确保洗掉所有化妆品。早晨可以不用洁面产品。在一个干净枕头上睡了一晚后，你可以不使用任何清洁剂。相反你可以在面部擦一些温水，然后用毛巾拍干。

（4）使用温水或冷水：水温对于避免刺激皮肤至关重要。通常温水或冷水最适合清洗面部。太热的水会洗掉皮肤表面的油脂，并有可能烫伤皮肤（轻微的）。冷水可以帮助防止毛孔产生过多的油脂。如果你是油性或混合性皮肤，可以考虑用冷水清洗面部。

（5）清洗面部：将冷水或温水泼在面部。使用豌豆大小的洁面产品，不要过量。你在双手之间摩擦产品，直到形成泡沫为止（如果使用的是不起泡沫的产品，则将产品揉均匀即可）。

然后从额头开始，用手轻轻按摩面部湿润的皮肤。注意避开眼睛、嘴唇和鼻孔。某些人更喜欢使用毛巾，但是除非毛巾非常柔软，否则毛巾上的纤维可能会擦伤敏感的皮肤。

（6）冲洗：将冷水或温水泼到面部，用手轻轻搓揉，直到洁面产品被洗掉。同样不建议使用毛巾擦拭敏感性皮肤。用干净柔软的毛巾拍干，用拍打的方式而不是搓揉的方式来保护皮肤不受刺激。

 对付敏感性皮肤，为什么说屏障修复是关键？

无论是原发性还是继发性敏感性皮肤，皮肤屏障受损都是其发生的关键环节。

（1）皮肤屏障：

☘ 广义的皮肤屏障包括物理屏障、微生物屏障、抗氧化屏障、神经屏障和免疫屏障。

☘ 狭义的皮肤屏障通常指表皮，尤其是角质层的物理性或机械性屏障结构。

（2）皮肤屏障的修复策略：

☘ 加强保湿，促进角质形成细胞合成，如神经酰胺、胶原蛋白及透明质酸。

☺ 应用补充生理性细胞间脂质（神经酰胺、游离脂肪酸、胆固醇）的护肤品，即皮肤屏障修复剂。

☺ 皮肤屏障修复剂的效果与其所含细胞间脂质比例相关，市场上的皮肤屏障修复剂普遍采用的比例为神经酰胺∶游离脂肪酸∶胆固醇 =1 ∶ 1 ∶ 1。

 9 敏感性皮肤如何进行防与治?

（1）日常护理：

☺ 尽量减少化妆，护肤品种类越少越好。

☺ 洁面，建议温水清洗面部，可以偶尔使用氨基酸洗面奶。禁用含皂基产品或普通表面活性洗面奶。

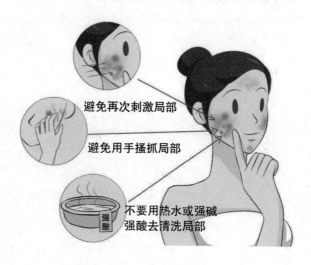

避免再次刺激局部

避免用手搔抓局部

不要用热水或强碱强酸去清洗局部

☺ 胶原蛋白凝胶每天 2 次，胶原蛋白或透明质酸敷料可每周使用 2 ～ 3 次。

☺ 皮肤屏障修复剂每天使用次数不限。

（2）使用医用护肤品：

☺ 使用含活性成分的柔肤水或喷雾剂（如甘草酸二钾、红没药醇、马齿苋提取物、洋甘菊）等。

☺ 抗炎、退红，含有活性胶原蛋白（如生胶原喷雾剂、生胶原冻干絮及酵母重组胶原蛋白）和透明质酸的医用敷料冷敷，能明显缓解敏感性皮肤的刺痛感和灼烧感，收缩血管，缓解潮红。

（3）益生菌的作用：有国外学者发现，外用长双歧杆菌提取物每天 2 次，共 2 月，皮肤敏感性明显下降。长双歧杆菌可能是通过降低神经元反应性来降低皮肤敏感性的。该研究团队的另一项研究发现，口服益生菌可降低皮肤敏感性，并促进皮肤屏障功能的修复。

（4）物理治疗及药物治疗：敏感性皮肤的物理治疗包括冷喷、冷膜、舒敏之星（射频）、光疗等。其中 LED 红光可利用光调节作用加快皮肤屏障的修复。低强度激光疗法（直接产生辐射而不是热效应），可明显改善敏感性皮肤受试者主观和客观症状，且无不良反应。

对于重度敏感性皮肤需要药物治疗（缓解症状），常用药物（需在皮肤科医生指导下规范使用）包括：抗组胺药、抗炎药物（复方甘草酸苷片）、硫酸羟氯喹片（抗炎、降低光敏性）等。

青春痘的护理及保养

 什么是青春痘？

有很多家长觉得青春痘是青春期常见的一种现象，并不拿它当回事。他们认为孩子都会长青春痘，长大了就自然好了，其实这是不对的。

如果不及时地控制和治疗，患者很容易留下痘印和瘢痕的。青春痘的病程可能会持续数年甚至数十年不等，如果任其发展，此起彼伏，留下难以消除的色素斑和瘢痕，那将会严重影响容貌，甚至会出现相应的心理问题。

青春痘属于皮肤科常见病，因此一旦发现青春痘，就需要到正规医院的皮肤科去诊治。此病好发于青少年人群，由于青春期生长发育的需要，雄激素分泌旺盛，雄激素能够引起皮脂腺增生，促进皮脂腺分泌增多的油脂，这些油脂很容易堵塞毛囊，导致毛囊角化过度，因此

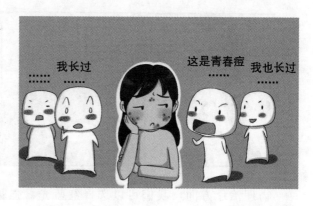

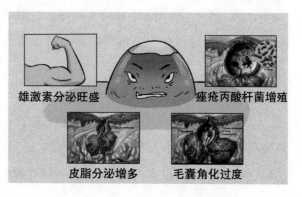

在很多十几岁的孩子面部可以见到明显的痤疮生成。

青春痘往往伴发痤疮丙酸杆菌感染。出现炎症性的青春痘常会表现为红色的丘疹、脓疱、结节，甚至是囊肿，这是炎症的范围和深度不同所导致的，结节型和囊肿型的青春痘特别容易留下增生性的瘢痕，后者治疗非常困难。

 青春痘该怎样治疗？

其实青春痘是能够治愈的，早期规范化的治疗就能够很好地阻断病情的反复发展以及恶性循环，从而减少痘印、痘坑的形成。在青春痘的治疗上，首先要根据具体的病情选择药物，对于轻症患者，可以使用外用药物治疗，如抗生素乳膏、维A酸乳膏、阿达帕林凝胶、夫西地酸软膏等。中重度的青春痘患者则需要口服药物，可以选择异维A酸、维胺酯、多西环素等，这些是处方药，需要在皮肤科医生指导下或规范用药，不可自行购买。

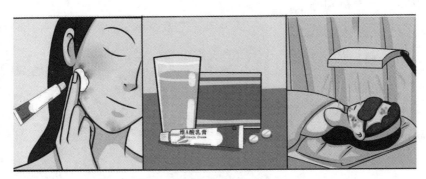

物理治疗方面，我们可以选择红蓝光、强脉冲光、点阵激光、光动力等。现在治疗青春痘的方法有很多，每种治疗手段都有其针对性，效果也不错，因此不要因为惧怕药物的副作用而不治疗，任其发展。

 青春痘患者的饮食禁忌有哪些？

（1）高糖食物：其实对于青春痘患者来说，首要的敌人就是高糖食物。说到高糖食物，先给大家介绍两个概念，血糖指数又叫血糖［生成］指数（GI）和血糖负荷（GL）。我们所指的高糖食物更准确的说法应该是"高GI/

GL 食物"。

血糖指数是用来衡量食物引起餐后血糖反应的一项指标。通俗讲含同等量碳水化合物的食物对我们餐后血糖的影响是不同的，其指数值越高的食物，对餐后血糖影响越大。而血糖负荷则是将食物的血糖指数值与含糖量相结合，简单来说，即使一个食物的血糖指数值较低，但若我们不控制总摄入量的话，它仍对餐后血糖有较大影响。

研究证实，高 GI/GL 食物会引起血液中胰岛素含量上升，游离的胰岛素样生长因子 1 含量升高，最终会引起表皮的过度角化和皮脂分泌增多，导致青春痘发生。

那么哪些食物的 GI/GL 值比较高呢？除了一些显而易见的加工类甜食、糖果外，我们可通过以下几个原则来做基本判断：

☼ 食物精加工程度越高，血糖指数值越高。如白米饭也是血糖指数很高的食品，因此建议尽量食用糙米、杂粮。

☼ 煮得越烂，血糖指数值越高。如土豆泥的血糖指数高于烤土豆，这主要是因为食物煮烂后其碳水化合物更易消化。

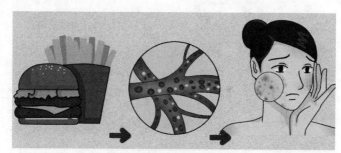

高 GI/GL 食物　　引起血液中胰岛素含量上升　　导致青春痘

☼ 混合餐的血糖指数值更低。混合餐中的膳食纤维、蛋白质、脂肪有助于降低混合餐的血糖指数值，因此饮食均衡不仅有利于健康，对预防青春痘也有着重要作用。

（2）高脂食物：饱和脂肪酸具有促进炎症的作用。富含饱和脂肪酸的食物，往往也都比较油腻，因此少吃高脂油腻的食物，尤其是一些劣质油煎食品，对改善青春痘还是有一定作用的。

（3）乳制品：乳制品对青春痘的影响往往是容易被忽略的。但是目前研究已经证实，牛奶是致青春痘的危险因素，其中全脂奶对青春痘影响相对最小，低脂奶和脱脂奶分别可使致青春痘风险上升 25% ～ 82%。这主要是由于牛奶及乳制品本身含有生长因子 1，乳制品中的酪蛋白和乳清蛋白还可以提高体内生长因子 1 水平，间接促进炎症的发展和皮脂分泌。脱脂的过程增强了这一作用，因此低脂及脱脂奶对青春痘的影响更大。

但是酸奶和乳酪不增加青春痘的风险，这可能与发酵过程降低了牛奶中的生长因子 1 含量以及破坏了与增加雄激素水平相关的成分有关。因此建议青春痘人群用酸奶代替牛奶。

（4）辣椒：很多人都觉得吃辣椒会长青春痘，实际上这是一个误解。廉博士常常说，你长青春痘不能让辣椒来背锅，目前的论据认为辣椒并没有致青春痘的特性。如在四川地区就没有出现青春痘更严重的情况。那么为什么有些人吃了火锅或者辛辣食物后青春痘会加重呢？

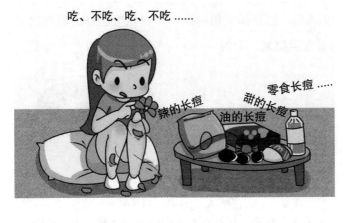

这一方面和辛辣食物本身高盐、高脂有关，另外很多人吃辛辣食物、火锅的时候，不知不觉也会摄入很多高 GI/GL 的食物和饮料。

因此对于青春痘患者来说，最应该避免的还是高糖食物和奶制品，如奶茶、蛋糕这些食物对青春痘的影响是最大的。还有是尽量少食用一些油腻、高脂的煎炸物品，多吃一些粗粮、杂粮、蔬菜等。注意饮食均衡，对预防青春痘是有帮助的。

 青春痘患者该如何护肤？

（1）养成良好的面部清洁习惯：由于青春痘人群大部分皮肤比较油腻，因此一定要清洁好皮肤。可以使用去油温和的医学洁面乳，养成每天清洗 2

次面部的习惯。要用温水，温度过高或过低的水都可能使青春痘症状加重。在清洗青春痘皮肤时，不要用力去搓，不要使用磨砂膏、洁肤颗粒、紧肤药物或去角质的护肤品。

　　建议使用柔软的毛巾或手清洗。定期更换清洗面部的毛巾。脏毛巾容易滋生细菌，甚至会把新的细菌传播到你的皮肤上，这也可能会引起青春痘加重。

　　这里不得不提的是一些错误的操作。如用白醋、用盐来清洗面部，用什么"洁面仪"清洗面部，过度去角质，

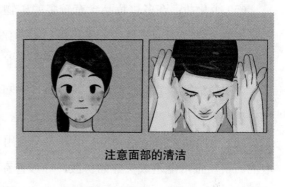

注意面部的清洁

这样不仅会破坏正常的皮肤屏障，还会引起皮肤敏感，出现红血丝。不要相信商家的各种不实宣传，过度清洁不但不能控制青春痘，而且皮肤会变得越来越脆弱敏感。事实上青春痘远不是清洁就能解决的问题。

　　（2）注意面部保湿：建议使用青春痘专用的无油水基的医用保湿乳剂。即使你是油性皮肤也需要保湿，因为出油不等同于水分充足。保湿后的皮肤可以改善皮脂腺的分泌，帮助控制青春痘和加速皮损的愈合。

　　如果你是男性，建议选择含保湿成分的剃须产品。在刮胡子时，动作向下，朝着毛发生长的方向刮。

　　（3）合理选择护肤品：在购买护肤品时，建议选择无油水基的产品，注意避开可能会引起青春痘的护肤品（功效性医用护肤品通常会有无致闭口的标识）。简单来说，这些产品不太可能阻塞皮肤毛孔。

　　在成分上可以关注那些有益的东西。含有烟酰胺、乙酸锌成分的有助于控油；含有乳酸乙酯、植物鞘氨醇、烟酰胺或白藜芦醇成分的有利于抗炎杀菌；含有维A酸、乙醇酸、乳酸成分的有利于溶解痤疮，促进药物吸收。选择含有以上成分的护肤品，会让青春痘的治疗事半功倍。

　　（4）注意接触面部的东西：手不一定总是干净的，指甲下的污垢会导致青春痘进一步感染。养成良好的洗发习惯，保持头发清洁不油腻。避免头发

覆盖到面部。

用酒精擦拭清洁手机屏幕和电话。尽量在打电话时使用免提或耳机，这样手机不会经常触碰到你的面部。建议每周1～2次，清洗并换上干净的枕套，以防止细菌的滋生而影响到你的面部肌肤。

（5）少化妆：许多化妆品含有较多的矿物质，特别是粉底类化妆品，很容易堵塞毛孔，形成痤疮。如果不得已需要化妆，一定要使用温和的卸妆液彻底卸妆后再护肤。另外还要避免使用普通护肤品，因为普通护肤品含有某些成分可能会导致青春痘生成，含激素产品可引起激素依赖性皮炎，进而出现青春痘样皮损。

（6）不要随意挤压青春痘：很多人喜欢用手挤压青春痘，这是非常不可取的。挤压很可能造成炎症的扩散，导致青春痘的加重，留下明显瘢痕。同时对于危险三角区，更是不能挤压，以免引起逆行性感染。对于面部已经破溃的区域可以使用抗生素药膏涂抹。

 青春痘患者日常生活中需要注意哪些方面？

（1）情绪也会影响青春痘：紧张、焦虑、压力大、生活不规律均是加重青春痘的因素。可能与人在应激情况下分泌促肾上腺皮质素释放激素有关，其受体存在于皮脂腺中，从而引起皮脂分泌增加。所以平时应注意心情放松、生活规律、睡眠充足。

（2）注意预防便秘：便秘的人由于代谢废物排不出去，很容易长青春痘或者色斑，皮肤色素沉着。

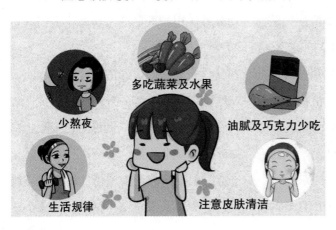

少熬夜　多吃蔬菜及水果　油腻及巧克力少吃　生活规律　注意皮肤清洁

（3）不要熬夜：熬夜的人压力都比较大，皮肤得不到充分的休息，会诱发和加重青春痘。

（4）戒烟：吸烟

会导致皮脂分泌增加，烟雾中的焦油可以直接影响皮肤表面的微环境，导致青春痘的加重。

（5）不能过度依赖中医治疗：青春痘多属实证、热证，但从临床观察亦有虚证或虚实夹杂之象，故不能一味单从清利湿热着手，而应注意扶正，调节脏腑平衡，从而更贴切病情，提高疗效。同时不能过度依赖药物，或不在专科医生指导下自行搽药。擅自进行所谓的"祛湿排毒"有可能延误病情，使治疗更加棘手。

6 留下色素沉着该咋办？

在青春痘治愈后，可能会遗留一些皮损，如痘印、痘坑。很多老百姓或部分医护人员认为痘印、痘坑是无法解决、无法修复的。另外炎症后，病变会导致肤色不均匀，一样能带给患者烦恼。这里我们重点谈谈色素沉着的解决方案及日常护理方法。

青春痘消退后多会留下红色或黑色的痘印，甚至是增生性瘢痕、凹陷性痘坑。如果你本身肤色较深、爱挤青春痘、不好好防晒就要小心哦，否则留下痘印概率极高。

下面是黑痘印（色素沉着）解决方案：

（1）外用药物：如维 A 酸、15% 的壬二酸等。其中维 A 酸是皮肤科常用药物之一，具有控制炎症后色素沉着和改善青春痘瘢痕的功效，可加速表皮细胞更新，抑制

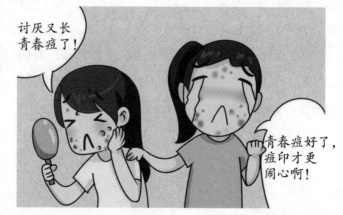

黑素细胞生成，并阻碍黑素小体向角质形成细胞的转运，加快角质层中黑色素代谢，对于早期预防及治疗炎症后的色素沉着很有效。使用方法是每晚涂

抹 1 次，用药期间注意防晒。这个药经济方便，但偶有敏感，出现轻度皮肤刺激、干燥脱屑，建议低浓度（如 0.025% 维 A 酸乳膏）或小范围使用，并且注意加强保湿。

（2）医学护肤：选择含有修复作用的医用护肤品，如含有寡肽、胶原蛋白及透明质酸等成分的功效性护肤品。曾有文献报道，青春痘皮肤长期使用屏障修复产品可以显著减轻炎症、色素沉着，减少水分丢失及油脂分泌。选择医用护肤品可以改善青春痘后的色素沉着，巩固疗效，更主要的是能够锦上添花，收获治疗之外的惊喜！

（3）化学换肤：化学换肤对于痘印的治疗，也是一个很好的选择，如果酸、水杨酸等。这里主要说一下水杨酸的应用。水杨酸具有一定的抗炎和抗菌作用，而且对于青春痘伴敏感性皮肤的情况也是可以选择使用的。

色沉痘印属于一种炎症后色素沉着，而水杨酸具有清理角质细胞、抗角化作用，还有一定美白的作用，因此对于治疗色沉痘印是有价值的。

（4）纳晶治疗：通过纳晶导入一些修复类产品，能够帮助皮肤快速修复，同时可以解决一些皮肤类基底层问题，使皮肤痘印明显改善，恢复平滑透亮的肌肤！

（5）激光：激光祛除痘印是一种可选择的治疗方式。其中强脉冲光是目前比较受欢迎的技术之一，1 个月 1 次，一疗程 3 ～ 6 次，既可明显改善炎症后色素沉着，也可整体改善肤质，具有收缩毛孔、嫩肤之功效。

（6）微针美塑疗法：微针美塑是祛除色素沉着的好帮手，1 个月 1 次，3 次为一疗程。该方法通过细小微针破坏皮肤表面。治疗同时搭配一些修复类产品，可以改善痘印。

激素脸的护理及保养

 激素脸的诱发因素有哪些?

激素脸又称激素依赖性皮炎，是指长期外用含糖皮质激素制剂后，突然停药，导致原有皮肤病复发加重，迫使患者再次使用糖皮质激素的一种病症。目前国外的皮肤科专著中尚未将本病作为一个独立的疾病加以阐述，但国内已制定了相应的诊治指南。

近年来，虽然各大媒体包括医疗自媒体不断宣传、不断科普，"纯天然、纯植物"不一定最安全、最有效，但是依然有些人坚信自己用的"纯天然、纯植物"化妆品安全，因为这些化妆品应用时确实会舒服，感觉很好。

可是，一旦停用就会出现各种皮肤问题。如乱用化妆品造成的色素沉着；乱用面膜造成的皮肤脆弱敏感；乱用祛痘膏造成激素痘疹、化妆品接触性皮炎等。所以你坚信的"纯天然、纯植物"可能就是"激素脸"的罪魁祸首。

 激素脸的表现有哪些?

面部有小疹子、痤疮，皮肤很薄，容易发红，间歇性发烫，一紧张就烫得不行，使用化妆品后一不小心还肿……这些都可能是得了"激素脸"。

常见表现为皮肤潮红、丘疹、皮肤萎缩变薄、毛细血管扩张（俗称红血丝）、青春痘泛发及酒渣鼻样皮疹等，伴烧灼感、疼痛、瘙痒、干燥、紧绷感等。严重影响个人形象，干扰正常生活与工作。

 如何避免形成激素脸?

（1）不盲目追求嫩肤奇迹：涂抹含激素产品会令面部皮肤快速变得光滑、

细腻、红润，像婴儿般娇嫩无瑕，这正是不良商家在化妆品中添加激素的原因。长期使用含激素的药膏或化妆品，会出现多毛、红血丝、色素沉着等不良表现。如果某产品快速令皮肤变得异常娇嫩、柔美，要当心可能含有激素。

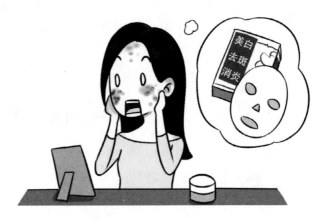

（2）不盲目追求美白祛斑奇迹：美白祛斑是医学难题，需要循序渐进，且个体差异极大，全世界没有哪个皮肤专家敢承诺100%解决所有人因斑产生的烦恼。

少数商家为了确保美白祛斑效果，在美白祛斑产品里添加激素，或铅汞等重金属，会令使用者因神奇的美白祛斑效果而连续使用，时间长了就出现多毛、红血丝等不良表现和形色各异的重金属色素沉着。中毒严重者，还会危及肝肾等内脏器官。

（3）不盲目追求祛痘奇迹：青春痘是毛囊皮脂腺及其周围组织的一种炎症。其发生根源是遗传和雄激素刺激，还与环境、睡眠、饮食等多种因素有关。因为原因复杂，所以没有100%有效的祛痘方案，常有顽固性痤疮，需要根据治疗反应，不断调整方案，坚持长期治疗。

添加激素几乎可快速消除红色青春痘，但是一旦停用，除红色青春痘数量大增，还会出现脓疱、多毛、红血丝等异常表现。符合法律规定的正规祛痘化妆品通常比祛痘外用药刺激性小、安全，但其祛痘有效率不会超过药品。

（4）不轻信皮肤排毒：接受皮肤美容服务后，有人会出现皮肤发红、发痒症状，其实这多是因为皮肤受刺激过敏了。但是有的不良经营者常会以皮肤排毒来解释，并且会瞒着你，悄悄给你涂抹激素药膏，这可令很多人不知不觉患上激素脸。

（5）慎用止痒产品：止痒药膏大多含糖皮质激素，如皮炎平、皮康王、派瑞松、皮康霜等都含有激素，长期持续或反复使用，会诱发激素脸。

除了止痒药膏，某些消字号或普通化妆品，声称"不含激素、纯中药"，却有神奇的止痒抗炎效果，也请大家慎用。

最后要强调的是，外用激素在医生指导下才可以放心使用，切忌相信来历不明的某些消字号或某些化妆品"不含激素、纯中药"的谎言。

 激素脸如何护肤？

要在皮肤科医师指导下使用医用护肤品。

目前，中国的化妆品卫生规范尚未建立，在"医用护肤品"的分类及管理机制，仍将其归属在化妆品。但是不少厂家"药妆"概念满天飞，普通民众很难判断哪一种是真正的医用护肤品。同时也很难根据自己的皮肤特点和皮肤问题选用合适的医用护肤品，达到防治皮肤病及皮肤美容的目的。因此医用护肤品应在皮肤科医生的指导下使用，才能发挥其最佳功效。

（1）皮肤补水与保湿：补水保湿对于激素脸患者来说比较重要，肤质太敏感容易遭受天气变化和季节变化，以及环境变迁的影响。进行相应的补水保湿处理可以防止皮肤的水分流失，在皮肤表面形成一层保护性薄膜。

（2）温和的洗面奶＋抗炎护肤品：对于激素脸患者来说，肌肤十分脆弱，所以在洗面奶和护肤品选择上一定要慎重。激素脸本来角质层薄弱，蓄水能力就比较差，如果再用去油效果强力的洗面奶，不仅会带走皮肤油分也会同时带走水分，所以在洗面奶的选择上依然要延续温和的原则。

（3）注重防晒是根本：激素脸相对于正常皮肤耐受力较差，对紫外线的防御力更是脆弱，所以在出门前 30 分钟一定要涂抹专用的防晒霜来保护皮肤，在皮肤急性炎症期可以考虑硬防晒来保护皮肤。如墨镜、帽子、遮阳伞等也是加强防晒的好选择。

（4）饮食控制，增强身体抵抗力：对于激素脸患者，保持平衡科学的饮食习惯非常重要。每天坚持有氧锻炼，补充维生素 C，增强抵抗力是非常必要的。

（5）激素脸需要戒断反应：激素脸，是有可能修复好的。但是需要戒断反应，不要跳过这个阶段去修复屏障，不然你就会发现明明修复了很久，但是皮肤还是粗糙肤色还是暗沉。总而言之就是还有炎症。戒断反应真的是为了让你的面部干净，不然修复屏障意义何在？而且后面皮肤稳定以后，请千万养一段时间，不要听说什么护肤品就又去种草跟风了。既然是激素脸，皮肤屏障肯定是受到一定程度的伤害了，绝对不可能短时间养好的，另外只要是药膏都不建议长期使用，即便不是激素药。

 如何防治激素脸？

（1）预防：

💧 患有皮肤病尤其是面部皮肤病时，一定要在正规医院皮肤科医生的指导下用药，不要自行购药，或长时间使用来路不明的药膏。

💧 不要购买夸大宣传的产品，尤其是朋友圈的一些面膜，那种宣称"立即见效，1天变白、3天祛斑"的产品，不要轻易相信。

💧 在医师指导下合理使用激素类药物，避免滥用、误用、长期使用。谨慎选择美白护肤产品。

💧 皮肤敏感者在季节或环境变化时往往容易过敏，对此需要采取相应的防治措施，如冬天保暖，夏天防晒，平时尽量使用成分简单、不含香精香料等添加剂的护肤品。

💧 不要购买"三无"产品，如厂名厂址、执行标准、生产日期不全的，或者成分都不按国家标准进行标注的产品。

💧 谨慎选择美白、祛斑、祛痘化妆品，这类化妆品属于特殊用途化妆品，特别要警惕添加激素成分的可能。

💧 慎重使用网购或美容院推荐的化妆品。

（2）治疗：

1）减停激素：减停激素需依据每个人不同的病情状态和医生的用药经验而定，遵从正规医院皮肤科医生的医嘱，来治疗激素脸是患者的正确选择。

2）心理治疗：由于此病治疗周期长，激素脸一般需要 3 个月到 2 年不等的时间。治愈时间与外用激素类制剂的强弱和时间成正比，而且当面部皮损完全消退后，皮肤仍处在敏感程度较高的时期，完全恢复需要更长的时间。同时继发性色素沉着和红血丝（毛细血管扩张）也是患者治愈后存在的问题。

因此患者应保持一个良好的心态，急躁、发怒等不良情绪和免疫力下降均会影响到皮肤修复的过程。

3）保湿治疗：外用医用护肤品，以增加角质层的含水量，恢复表皮的屏障功能。含有透明质酸、胶原蛋白及寡肽等成分的医用护肤品均可使用。当康复后的皮肤发干、发涩时，一定要注意在皮肤科医生指导下使用真正无添加、无刺激性的滋润护肤品。

4）抗炎抗过敏治疗：目前常用的药物有他克莫司软膏、吡美莫司乳膏等，均为局部免疫调节剂。虽然有不错的效果，但是也会形成依赖性，需要在医生指导下使用。

5）抗感染治疗：有继发细菌、真菌感染时，要配合应用抗生素。

6）物理治疗：

☻ 冷喷、冷膜及冷超。对热刺激敏感的患者，可通过低温物理作用，收缩扩张的毛细血管，达到减轻炎症的效果。

☻ 红光和蓝光。红光具有抗炎和促进皮肤屏障修复的作用；蓝光可促进细胞新陈代谢，降低末梢神经纤维兴奋性。两者对激素脸患者的皮肤症状可起到缓解和治疗作用。

 如何判断自己有没有患激素脸？

如果你使用了某个产品，在很短的时间内（几个小时或者一两天），就发现皮肤明显变得细腻、白嫩了，此时就应该警惕了。

如果你较长期使用（20天以上）某种药膏或者产品后停用，换用了安全可靠的产品，出现了发热、刺痒等症状，很有可能就是中招了。

一般停用之后的临床表现如下：

☻ 皮肤干燥，有烧灼、刺痛、瘙痒等重度不适。

☻ 角质层变薄，皮肤脆弱，使用绝大部分产品都有过敏或者刺痛、泛红的表现。

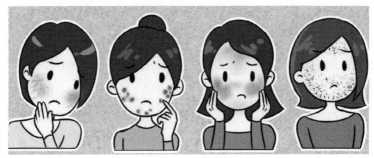

| 毛细血管扩张 | 痤疮样皮炎 | 色素沉着 | 毛孔粗大，汗毛变得浓密 |

☺ 毛细血管扩张严重，出现红血丝。

☺ 毛孔粗大，汗毛变得浓密。

☺ 皮肤萎缩起皱。

☺ 痤疮样皮炎、毛囊炎、口周皮炎、过敏型接触性皮肤炎、酒糟鼻样皮炎、色素沉着、丘疹、脓疱等。

不同类型皮肤的保养

 常见的皮肤类型有哪些?

挑选护肤品首先要了解自己的肤质,但是对于判断自己的肤质,却是一件令人头痛的事情。其实一个人的肤质不是一成不变的,年龄、环境、情绪、饮食等都有可能改变肤质。如有些人上了年纪就会从油性皮肤变成干性皮肤,有些人过度清洁就会变成敏感性皮肤。

目前,国内皮肤科医生公认有五大皮肤类型(即肤质),每种肤质有各自的特点,只有了解自己的肤质才能针对性地使用护肤产品,所以非常重要啊!

(1)干性皮肤:皮脂分泌少,皮肤干燥,缺少油脂,皮纹细,毛孔不明显,对外界刺激敏感,易出现皮肤皲裂、脱屑和皱纹。

(2)中性皮肤:皮肤表面光滑细嫩,不干燥,不油腻,有弹性,对外界刺激适应性较强。

(3)油性皮肤:皮肤外观油腻发亮,毛孔粗大,易黏附灰尘,肤色往往较深,但弹性好,不易起皱,对外界刺激一般不敏感。易患痤疮、脂溢性皮炎。

(4)混合性皮肤:是干性、中性或油性混合存在的一种皮肤类型。

(5)敏感性皮肤:多见于过敏体质者。皮肤对外界刺激的反应性强,对冷、热、风吹、紫外线、化妆品等均较敏感,易出现红斑、丘疹和瘙痒等表现。

 你了解自己的肤质吗?

如果你想拥有健康无瑕的皮肤,了解自己的皮肤类型是至关重要的。了解自己的皮肤类型可以让你选择合适的产品,制订最适合你的护肤方案。主要的皮肤类型包括干性、油性、混合性、中性和敏感性。你可能很想知道，如何区分所有这些皮肤类型？

下面有简单的方法来帮您确定皮肤类型。

（1）准备：

🌸 卸妆。去除面部所有的化妆品。这样也有助于清除面部的污垢和油脂。

🌸 洁面。用温水打湿面部，然后在掌心倒入一角硬币大小的温和洗面奶。用指尖轻轻按摩面部，确保清洁整个面部。用冷水或温水彻底冲洗，然后用干净毛巾拍干或擦干。避免过度清洁，因为这可能会使你的皮肤变干，引起过敏，甚至导致出油增多。

🌸 等1小时。1小时内不要使用任何产品，包括润肤霜或祛痘祛斑产品。也不要触摸你的面部。

（2）观察：

🌸 用纸巾轻拍你的面部。清洗面部后等1小时，用纸巾轻拍T形区。看一下纸巾上面是否有油污。如果有的话，你要么是油性皮肤，要么是混合性皮肤。

🌸 注意你的皮肤感觉。如果你是干性皮肤，洁面后你的面部会感到紧绷，而油性皮肤会感觉干净。如果你是混合性皮肤，你的T形区会感觉干净，但是你的面颊会感觉紧绷。敏感性皮肤会对某些清洁剂产生反应，并可能导致皮肤发痒或皮疹。

如果你是敏感性皮肤，你的面部会发红、发痒，或者在使用某些产品后可能会形成皮疹。

🌸 照镜子。如果你注意到你面部到处都是红斑，你很可能有干燥和（或）敏感性皮肤。如果你的面部到处都冒着油光，你当然是油性皮肤。两者兼备则意味着你可能是混合性皮肤。

🌸 观察毛孔大小。如果你是正常中性的皮肤，你的毛孔会是可见的，但不会很大。离镜子远一点，如果你还能看到毛孔，你可能是油性皮肤。如果你的毛孔根本看不到，你的皮肤可能是干燥的。

🌸 当你的面部上有超过一个以上可见的毛孔时，可能会是混合性皮肤。

捏紧你的皮肤。如果你的皮肤在施加压力后很容易产生皱纹，那么很可能是干性或混合性皮肤。油性皮肤会感觉光滑。

 问问皮肤科医生。如果仍然无法确定自己的皮肤类型，你可以求助于医生，让他们帮你寻找答案。

3 不同类型皮肤该怎样呵护？

（1）干性皮肤要涂润肤霜：在皮肤干燥的地方涂上不含香精的面霜。洗澡时注意用温水，不要用肥皂。只在身体比较脏的部位使用肥皂，如腋窝、腹股沟、乳房下和脚趾间等。全身使用肥皂会使皮肤变干并刺激皮肤。皮肤干燥也会导致皮炎。出现皮炎时，可以使用弱效激素药膏治疗。

（2）油性皮肤需要早晚清洁：用温和的洗面奶清洗面部 30 秒到 1 分钟。可以用含有过氧化苯甲酰、果酸的面部产品解决你的皮肤问题。在尝试这些局部治疗之前，可以先买一个小样，这样你就可以测试哪一种对你的面部最有效。你也可以用吸油纸清除面部上多余的油脂。将其按在油性区域（额部、面中线区、两颊部）约 15 秒。这样可以吸收油脂，

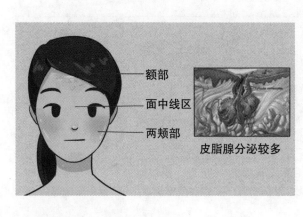

额部

面中线区

两颊部

皮脂腺分泌较多

让你的面部看起来不那么油亮。

即使是油性皮肤也需要保湿，只需使用不含矿物油的保湿霜即可。避免同时使用太多的产品来控油。皮肤过度干燥实际上会使皮肤代偿性地产生更多的油脂。

（3）为混合性皮肤找到平衡的方法：使用不含香精的温和清洁剂清洗面部，避免使用刺激性强的肥皂。多吃含有必需脂肪酸的食物，包括鲑鱼、亚麻籽和核桃，或者补充鱼油。这将有助于滋润你的皮肤。

（4）敏感性皮肤使用无皂基洗面奶：使用温和的洗面奶，不要添加香

料或化学物质，以防止皮肤刺激。滋润皮肤，防止干燥，使用前先测试护肤产品，在耳后涂少量，然后涂在眼睛的一侧，观察它一夜之间的反应。

（5）健康肤色需要多喝水：如果你的皮肤脱水，为了保持皮肤润滑，就需要产生更多的皮脂。

多喝水可以在一定程度上补充皮肤水分，进而反馈性减少皮脂的生成。

 如何减少皮肤出油？

油性皮肤真的很烦人，有时你可能会觉得无能为力。尽管油性皮肤是由遗传、激素和其他因素引起的，但是还是有一些方法能帮助减少出油。下面就给大家介绍一些控制皮脂的药物和方法。

（1）药物和光疗：

1）维 A 酸类药物：如果你皮肤出油过多，并伴有痘痘，可以考虑从皮肤科医生那里开药服用。维 A 酸类药物是治疗痤疮和过量出油效果最好的处方药。可以口服异维 A 酸，也可以外用阿达帕林、他扎罗汀和维 A 酸乳膏

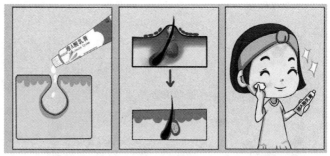

改善毛囊皮脂腺导管角化、溶解粉刺　　抗炎、预防和改善痤疮炎症　　改善色素沉着和痤疮瘢痕等

等局部药物。口服异维 A 酸通常比局部外用更加有效。具体使用方法与剂量应遵医嘱。

2）雄激素抑制剂：过多的雄激素会引起出油过多。医生可能会给你开具雄激素抑制剂，例如螺内酯和环丙孕酮。这些药物可以帮助减少皮脂生成。

3）含有雌激素的避孕药：皮脂分泌过多的女性，可以尝试服用避孕药。这对于某些女性是有效的。避孕药有助于减少体内的雄激素，从而影响皮脂的产生。

4）光疗和激光：光动力疗法和激光疗法可以减少皮脂腺的产油量。但请

注意，某些药物可能会使你对光敏感。因此如果你正在服用光敏药物，就不适合进行光疗和激光疗法。

（2）正确清洁皮肤：

1）用温和的洗面奶清洁皮肤：使用温和、不含致粉刺成分洗面奶或沐浴露。尝试使用含有水杨酸、过氧化苯甲酰或果酸的清洁剂。这些成分有助于溶解油脂并清洁皮肤，并可以帮助清除死皮、减少引起痤疮的细菌数量。清洗面部时，请务必使用温水而不是热水。热水会刺激皮肤，且会导致皮肤产生更多的油脂。

2）避免摩擦皮肤：尽管摩擦、揉搓皮肤可能更容易将油脂洗掉，但这样会破坏皮肤屏障。因此请使用柔软的面巾擦干皮肤。

3）调整面部清洁频率及产品：人的皮脂分泌会因季节而异，夏天会比冬天产生更多的皮脂。激素水平时刻都在发生变化，并影响皮肤的出油量。当你发现自己的面部和身体比平时更油腻时，就可能需要增加洁面的次数。当你皮肤出油过多时，也可以使用黏土面膜。

（3）改变饮食习惯：健康的饮食可以帮助减少皮脂产生。许多维生素和矿物质可以帮助减少皮肤的出油量。

应该多吃蔬菜水果，少吃加工食品。由于乳制品和碳水化合物会导致皮脂分泌过多，因此要尽量少喝牛奶，少吃甜食。

益生菌有助于促进肠道健康，可以尝试服用益生菌保健品或药品。注意，超市卖的益生菌酸奶由于活菌太少，起不到任何作用。

含维生素 A 的保健品可以帮助减少皮肤出油。不过服用高剂量的维生素 A 存在一定风险，因此在服用这类保健品之前要先咨询医生。

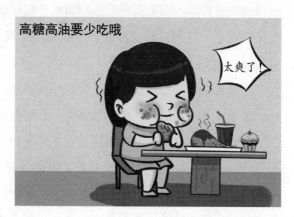

四季皮肤保养

春季皮肤保养要注意哪些?

随着梅花的暗香浮动，接下来杏花、李花、樱花、桃花、梨花、二月兰乃至油菜花等都将陆续登场，姹紫嫣红，装扮的是春的世界；但也可能苦了花粉过敏的患者，无论是面部皮炎还是过敏性鼻炎、哮喘，外出都需要小心防护。

紫外线是导致皮肤敏感、老化等皮肤问题的一大原因

春光明媚貌似无限美好，但紫外线对皮肤老化、皮肤癌、色斑可是做了巨大贡献的。尤其是一些光敏感患者，无论是好发多形日光疹的年轻女性，还是常发慢性光化性皮炎的老年男性等，都要注意严格防晒，尤其是上午 10 点到下午 2 点尽量避免外出。

同时要避开一些光敏药物、食物和接触物，如含有氢氯噻嗪成分的降压片、米诺环素、香菜、苋菜、芹菜等，不是指所有人，仅限光敏感患者。

我们的生活离不开阳光雨露，也有些人担心紫外线照射不够会导致维生素 D 合成不足，缺钙乃至骨质疏松。目前的研究表明，每天有 15 分钟左右户外活动时间已经足够合成维生素 D 了。要根据自身情况调整，没有必要冒着满面部红肿疙瘩的风险去暴晒，一些光敏感患者更不要老是和以前不敏感

的时候比，要知道人体是
在不断变化中的，预防治
疗也要结合自己的现状。

　　春天也是各类过敏及
病毒活跃的季节，除了流
感等呼吸道感染外，过敏
性皮炎、荨麻疹、过敏性

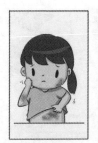
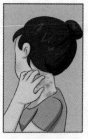
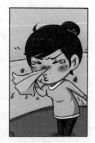

过敏性皮炎　　　　荨麻疹　　　　过敏性鼻炎

鼻炎及水痘、麻疹、带状疱疹、风疹、幼儿急疹等都可能轮番上阵。

　　通过必要的检查排除各类危险因素，注意观察病情并对高热等症状进行
对症处理，同时多饮水加强排泄是最简单也是最好的方法。

　　许多时候一大堆药包括抗生素并不需要，反而会增加药物不良反应的风
险。对于疱疹病毒来讲，可以用伐昔洛韦等药物来缩短病程，及时控制炎症
损害，也可以减少后遗神经痛的发生，目前其他许多病毒还没有确切有效的
药物。

　　总结一下，春季护肤关键词：防晒！

 夏季防晒需要注意哪些?

　　有句玩笑话说："养儿不防老，防晒才防老。"印象中各种防晒科普已经
铺天盖地，所以一直也懒得再唠叨，但依然经常遇到晒红晒伤的勇士，至于
因为紫外线日积月累悄悄引起的皮肤老化或皮肤癌，更是被许多人忽视。尽
管近年来审美越来越趋向于多元化，并非每个人认同肤白貌美。但是防晒防
病工作还是要进行的。

　　防晒是基础护肤三部曲中的重要一环，也是一年四季都需要重视的终身
事业，当然夏日明晃晃的阳光更要引起警惕。海边度假回来晒的红肿脱皮的
男士貌似更多，并非男的更娇嫩，只是更缺少防晒意识而已。在这里要特别
强调，防晒从娃娃抓起，许多成年后的皮肤问题，都可能是儿童时期积累的
紫外线伤害所致。

　　不去谈枯燥的原理和名词解释，还是敲黑板画重点吧：

（1）正常防晒不会导致缺钙，更不会引起骨质疏松：每周2次每次15分钟左右户外活动，皮肤合成的维生素D已经能够满足人体所需。骨质疏松需要引起大家高度重视，但不要

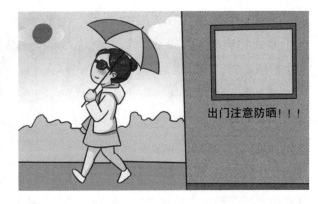

出门注意防晒！！！

让防晒背锅，激素水平、饮食结构、运动、遗传体质、吸收代谢等都是重要影响因素。

（2）阳光最强的时间：上午9点到下午3点，尽量少到明晃晃的阳光下瞎晃悠。炎炎夏日，实在需要也请做好充分的防晒措施。

（3）不防晒不一定得皮肤癌，但一定会老得快：光老化对皮肤衰老的影响远远超过自然老化。

（4）不管阴晴雨雪，都要做好防晒：紫外线三兄弟中的老大——长波紫外线不惧乌云，可以轻松穿过云层来到地面，虽然不像老二——中波紫外线晒伤晒红皮肤，但可以让你又黑又老加上长久的伤害（如皮肤肿瘤）。至于老三——短波紫外线就别提了，虽然杀伤力最大，但英雄气短，连正常的大气层也通不过，所以忽略不计。

（5）室内窗边也要防晒：元凶还是穿越高手——长波紫外线，大家都看过常年开车的卡车司机吧！靠车窗这边的面部比对侧老很多，这就是光老化的力量！

（6）防晒不等于涂防晒霜：

☽减少不必要的外出暴晒，同样在户外的话，草地会比城市环境伤害小，树荫下也是不错的。

☽遮挡，也就是所谓的硬防晒，无论是遮阳伞、遮阳帽、防晒衣还是口罩，都会有效减少伤害。最后才是防晒霜等产品。

（7）眼睛、头发也需要防晒：有时候紫外线对眼睛的伤害更大，为白内

障、黄斑等病的发生推波助澜。多年前有幼儿园老师求助，就是因为误开紫外线灯，引起小孩面部红肿脱屑，眼睛充血流泪。

日常外出准备一副靠谱的防紫外线墨镜和遮阳帽还是必需的！要做好科学防晒，避免不必要的伤害。老外虽然喜欢日光浴，但也是先涂满防晒霜，并尽可能在大大的遮阳伞下，并非毫无防护的裸露。

（8）硬防晒很重要，软硬兼施更牢靠：具有防紫外线功能的伞和帽子可以有效阻挡紫外线，但对于地面反射的光线还是防不胜防，所以一款高品质的防晒剂仍然是大有用武之地。

（9）物理防晒和化学防晒各有利弊：二氧化钛和氧化锌是最主要的物理防晒成分，通过反射光线起效，不引起皮肤过敏，缺点是比较厚重，容易泛白。化学防晒通过吸收紫外线将其化于无形，质地轻薄舒适感较好，但也有少数人会过敏。市场上大多数都是两者混合，取各自优点。皮肤不是特别敏感也不用太担心。防晒结合抗氧化，是防止色斑及皮肤衰老的黄金搭档。

（10）防晒霜和防晒喷雾：防晒霜只要使用方法正确（量足够、记得拍匀、超过时间补涂），作用更靠谱。防晒喷雾的优势是方便，但吸入是否有害尚未定论，出门在外临时补缺还是可以的。

（11）光敏性皮肤病要特别注意防晒：有光敏性皮肤病的首当其冲，各种日光性皮炎、多形性日光疹、日光性荨麻疹、光化性药疹、慢性光化性皮炎……如果皮肤都惨不忍睹了，还不做好严格防晒，那真的是爱莫能助了。

曾经有位老先生就不以为然说："我年轻的时候天天在太阳下晒都没事，现在居然让我少出门，来看病还要打伞戴口罩，成何体统！"要知道人是会变化的，不能用老黄历来解决新问题，况且现在的皮肤问题很可能是当年积累欠下的。所以这里再次强调"防晒要从娃娃抓起"。

经过几次折腾，老先生实在苦不堪言，后来也听话了，每次来上上下下捂得严严实实，就露出两只眼睛。红斑狼疮等结缔组织病、黄褐斑白癜风等色素性皮肤病、许多皮肤癌等也和紫外线关系密切。所以防晒一定要牢记心头，不仅仅是颜值问题，更是性命攸关。

（12）防晒霜需要卸妆：普通的防晒霜或乳不需要。用一般的洗面奶清洗即可，过度清洁本身会损伤皮肤屏障。但隔离霜之类的属于彩妆系列，常规洁面难以有效洗去。两害取其轻，还是选一款靠谱的卸妆水或油吧！

（13）吃的防晒：β-胡萝卜素、烟酰胺（或复合维生素 B 片）对某些长波光线有一定保护作用，皮肤科也常用于一些光线性皮肤病的辅助治疗。羟氯喹可以和皮肤内的脱氧核糖核酸结合产生遮光作用，另外具有稳定溶酶体膜、抗炎、免疫抑制作用，常用于皮肤型红斑狼疮、多形性日光疹、日光性荨麻疹等。当然药物毕竟是药物，以治疗为主，日常服用要考虑副作用可能。一些抗氧化剂无论是外用还是口服，对减少光老化是有益的。

但是关于食物、药物、接触物引起光敏感的报道也很多。凡事掌握好度，用合适的方法来呵护自身健康！

 夏季护肤中需要注意哪些？

炎炎夏日是皮肤病的高发季节，夏季气候的主要特点是紫外线照射量增多，气温上升，湿度也有升高。此外各种昆虫也开始大量繁殖，这些都很容易诱发多种皮肤病。尤其像广东地区，夏天漫长而湿热，各种夏季易发的皮肤病也会如期而至。希望大家对各类夏季易发皮肤病早知道、早预防。

（1）汗液障碍类皮肤病：在高温天气下，皮肤"呼吸"困难，汗液排泄不畅，积聚于皮内形成病症，如痱子、汗疱疹等，常见的是痱子。

痱子是由于环境中气温高，湿度大，出汗过多，不能及时地蒸发，致使汗孔堵塞，汗液淤积所致。有的表现为小米粒大小浅表水疱，很容易被蹭破，多见于婴儿、孕妇，称为白痱；有的为散在红色小丘疹，但与毛囊无关，称为红痱，多见于小儿；有的为小脓疱，称为脓痱。

应注意室内环境的通风降温，避免环境过湿，温度过高；衣着应宽大，衣服要勤换，减少出汗且利于汗液蒸发；尽量保持皮肤干燥，用干毛巾擦汗；肥胖者、婴儿及产妇应勤洗浴，但不用冷水，揩干后扑痱子粉。治疗可用清凉、收敛止痒药物。若发生脓痱要到医院就诊做治疗。

（2）光敏性皮肤病：这是人体对阳光发生强烈反应所致，多见于皮肤白皙的人。此外红斑狼疮、雀斑等虽然不属于光敏性皮肤病，但因阳光照射也可能使病情加重。预防光敏性皮肤病主要是注意避免光敏物质和日光直接照射。常见的包括日晒伤和光敏性皮炎。

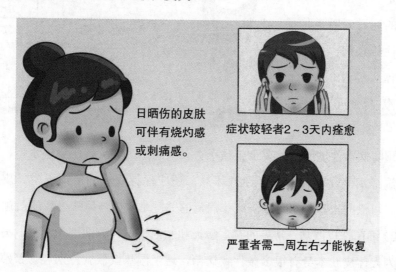

日晒伤的皮肤可伴有烧灼感或刺痛感。

症状较轻者2～3天内痊愈

严重者需一周左右才能恢复

1）日晒伤：由于突然过度日晒造成，表现为日晒后 3～6 小时于日晒部位出现红斑，严重时可形成水疱。

预防日晒伤首先要避免在强烈阳光下暴晒，应当循序渐进，逐步增加照射量。治疗一般对症即可，可外用保护剂，如各种润肤剂、炉甘石洗剂、糖皮质激素霜剂等。

2）光敏性皮炎：是由于一些人对紫外线过敏所致，仅见于少数人。这些人常在日晒后 1～2 天发病，皮疹多发于面部、颈部和颈前 V 形区、手背及上肢，表现为小丘疹、小水疱，自觉瘙痒等。严重时非光照部位也可起皮疹，不疼痛，瘙痒明显，消失很慢。如不积极治疗，可形成慢性光化性皮炎。因为慢性光化性皮炎发作与过敏体质有关，因此要注意防晒，每天上午 9 点到下午 3 点最好不外出，必须外出时需采取防晒措施。一旦发生皮疹，可外用含有激素的各种软膏或霜剂，也可请教医生选择适合的口服类药物。

（3）微生物感染皮肤病：夏季闷热潮湿，汗液浸渍皮肤，尘埃黏附，容易招致病毒、细菌和真菌等感染。

1）病毒性皮肤病：有水痘、风疹等。水痘起病较急，有发热、倦怠、食欲减退等全身症状，儿童是水痘的高发人群。风疹是一种由风疹病毒引起的通过呼吸道传播的急性传染病，病毒入侵人体后经过 2～3 周的潜伏期便可出现症状。

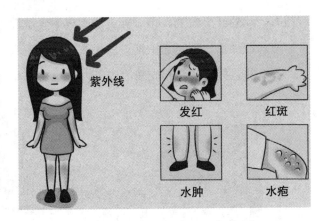

紫外线

发红　红斑

水肿　水疱

预防病毒性皮肤病，要少带孩子去公共场所。如果孩子患了水痘，发热期要选择清淡易消化饮食，注意休息，还应保持皮肤的清洁卫生。皮肤瘙痒时，可涂些止痒药水。预防风疹病毒的关键是减少与风疹患者的接触。

2）细菌性皮肤病：常见的有毛囊炎和脓疱疮。一方面因为潮湿，另一方面因为人体皮肤本身有很多条件致病菌，遇上湿热气候就特别容易繁殖，再加上毛囊皮脂腺堵塞，继发感染，结果引起了毛囊炎。要勤洗澡、换衣，避免汗渍和细菌感染，保持皮肤清洁。

3）真菌性皮肤病：常见的有足癣、股癣和花斑癣。这些都是由真菌感染而引起的皮肤病，由于真菌喜好温暖和潮湿，因此常在夏季加重。足癣表现为足趾间脱皮、浸渍糜烂，或足侧缘出现多数水疱，可有瘙痒，也可不痒，如不治疗，皮疹可逐渐向外扩大。股癣表现为大腿内侧、臀裂部的环状红斑脱屑，呈离心性扩大，周围常可见小丘疹，自觉瘙痒或疼痛。花斑癣表现为皮肤花斑样改变。无论是足癣、股癣还是花斑癣，都有一定传染性，因此应避免共用生活用具，勤换鞋袜、内裤。

4）昆虫性皮肤病：夏天气温高各种毒虫滋生，皮肤最容易受到叮咬侵袭。常见的有虫咬皮炎。

虫咬皮炎又叫丘疹性荨麻疹，本病与昆虫叮咬有关，如臭虫、跳蚤、蚊子等昆虫叮咬皮肤后注入唾液，诱发过敏反应。虫咬皮炎为绿豆至花生米大小，呈带纺锤形的红色风团样损害，顶端常有小水疱，有的为半球形隆起的紧张性大水疱。其多发于躯干、四肢，可成片或散在分布，瘙痒明显。

尽量少到草丛、树荫下或潮湿、蚊虫多的地方，室内可熏蚊香，不要睡草席凉席。发生皮疹后，可外用含有激素的各种软膏或霜剂，或选择适合的口服药物。但需注意，最好不用红花油等涂抹，因为这样可能会导致过敏，反而加重病情。

 秋季皮肤干燥瘙痒怎么办？

秋日里天气寒冷干燥，容易出现缺脂性湿疹。其主要是由于秋冬季气候干燥，皮肤表面油脂分泌减少，缺乏足够滋润而引起的一系列症状。

（1）发生原因：秋冬季节由于患者皮脂腺、汗腺分泌减少，自身保水功能差，导致皮肤水分流失，加上洗澡过于频繁等引起。并且外用碱性较强的肥皂或者沐浴露，或喜欢用过热的水洗澡，更会加重皮肤的干燥程度。

（2）表现：自身皮肤保水功能较差的人。老人的皮脂腺分泌功能开始退化，而幼儿的皮脂腺分泌功能尚未健全，因此老年人和儿童是缺脂性湿疹的主要受害者。

皮肤出现细小鳞屑，严重时可见碎瓷器样裂纹，尤以小腿胫前明显，手背也会出现干燥性裂纹。常伴有明显的瘙痒症状，并因搔抓而出现抓痕、渗血。

（3）解决办法：口服抗阻胺药物，如西替利嗪、氯雷他定，睡前服1片。轻症患者还可冷敷减轻症状，比较严重的可在医生指导下涂少量激素类药物。症状减轻后马上停用，而且不要超过7天。

当然应用保湿剂是很关键的环节，不可或缺。

（4）注意问题：

1）冲凉五忌：一忌洗浴过勤；二忌浴水过烫；三忌揉搓过重；四忌碱性太强的洗涤沐浴品；五忌洗浴时间过长。冬天洗浴每周1～2次即可，水温不宜超过45℃，洗浴后擦干皮肤并外涂具有保湿作用的医用护肤品。

2）饮食宜忌：宜多吃动物肝脏、禽蛋、鱼肝油等富含维生素A食物；芝麻、花生、黄豆、黑豆等富含亚油酸食物；胡萝卜、南瓜、新鲜蔬菜和水果等。忌食海鲜、牛肉、羊肉、酒类、辣椒、浓茶、咖啡等刺激性食物。

3）家居衣着：室内保持通风清爽，贴身内衣宽松、质软，要勤洗换，最好以纯棉制品为佳，化纤织物易致皮肤过敏。

（5）温馨提示：一旦患上皮炎，轻者内服抗组胺药物、维生素 E 等，外用润肤止痒药膏可以缓解症状。严重者应去医院皮肤科就诊，在医生指导下用药，不要擅自长时间使用激素软膏，以免带来不良反应。银屑病、鱼鳞病、皮肤淀粉样病变等皮肤病患者有类似症状，应定期到医院复诊以防旧病复发。

（6）预防：正确清洁皮肤。入秋以后，减少洗浴次数，每周 1～2 次即可，并且要随着环境干燥程度的加重而逐渐减少，洗浴时间不可过长，水温保持在 40℃ 以下，不要搓澡，以防止皮肤角质层完整性被破坏以及皮肤干燥的发生。

 为什么冬季容易出现皮肤干痒?

🌸 冬季外界环境干燥，空气湿度大大降低，空气中的水分含量较低，同时冬季取暖降低了室内空气湿度，加剧了皮肤水分的丢失。

🌸 冬季皮脂腺分泌大大减少，导致了皮肤干燥。

🌸 皮肤干燥导致皮肤屏障受损，瘙痒阈值下降，也就是说干燥的皮肤更容易感觉到刺痒。

🌸 瘙痒导致搔抓，搔抓又促进炎症介质的释放而加重瘙痒，从而形成瘙痒—搔抓—剧烈瘙痒的恶性循环。

🌸 冬季许多人喜欢洗热水澡，但热水会将皮肤表面的皮脂膜洗掉，导致皮肤屏障的破坏。另外水温过高本身也会刺激皮肤导致瘙痒。

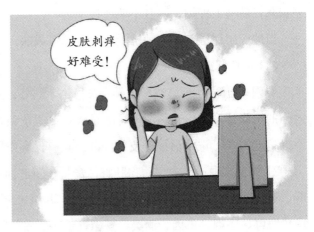

冬季护肤注意事项有哪些?

🌼 做好补水、保湿,选择合适的保湿霜。冬季一般需要选择较厚重或较油腻的保湿霜效果才好,具体怎样选择,下面会详细分析。

🌼 室内使用加湿器,保持环境相对湿度在 40%～50%。

🌼 选择温和的清洁产品,避免使用香皂等强效表面活性剂的清洁产品。

🌼 不要使用去角质产品。

🌼 洗澡不要过勤,每周洗 1～2 次即可。洗澡水温不要太热,应在 38℃ 左右,也就是接近人体体温。洗澡时间不可过长,每次不要超过 10 分钟。尽量不要搓澡。

🌼 贴身衣物及寝具应选择舒适、透气性好的纯棉制品,较紧身的衣裤及化纤制品会增加皮肤的敏感性而加重瘙痒。

 冬季选择保湿产品有哪些需要注意的?

我们平时会把保湿剂和润肤剂混为一谈,实际上两者是有区别的。

(1)保湿剂:保湿剂的成分包括了润肤剂、吸湿剂和封闭剂。

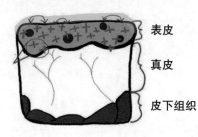

润肤剂

表皮

真皮

皮下组织

1)润肤剂:如硬脂肪酸甘油酯和乳木果油等,能填补角质细胞之间缝隙,使皮肤变得柔软、光滑。

2)吸湿剂:如甘油、透明质酸、α-羟基酸和山梨糖醇,能主动吸水来滋润皮肤,类似于角质细胞中的天然保湿因子。

3)封闭剂:通常为油脂性物质,它们在皮肤表面形成一层疏水薄膜来阻止皮肤水分的流失。常见的封闭剂有凡士林／矿物油、二甲基硅油、植物油、动物油和羊毛脂等。

由合适比例的神经酰胺、胆固醇和游离脂肪酸组成的保湿剂具有修复皮肤屏障作用,又称为皮肤屏障修复剂。

（2）冬季可以选择的保湿产品包括：润肤水、补水面膜（通常含有透明质酸）及保湿霜。

润肤水、补水面膜可以给面部补水，尤其是透明质酸，可以吸取相当于自身重量 1000 倍的水分。但是只补水、不锁水是不行的。冬季皮肤十分干燥，除了需要从环境中吸取水分外还需要锁住水分。而封闭剂可以在皮肤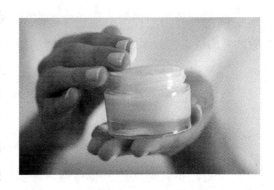表面形成一层疏水薄膜来锁水。因此冬季一定要使用含有封闭剂成分的保湿霜。这个大家可以看产品包装上的成分表来判断。当然不同皮肤类型在冬季的皮肤干燥程度是不同的。含有封闭剂成分的保湿霜常常比较厚重油腻。对于油性皮肤的人来说，可以选择更轻薄的乳液。如果不觉得皮肤干燥，甚至可以选择不含有封闭剂的保湿产品。此外不同身体部位的皮肤干燥程度是不同的。面部、双手及小腿伸侧是需要特别加强保湿润肤的部位。

孕产妇皮肤护理及保养

 什么是妊娠纹？

妊娠纹是很多妈妈的共性问题，虽然我们都希望每个妈妈产前产后变化不大，但事实是多数妈妈的肚皮，很难回到从前。不仅是皮肤松弛皱巴巴，还可能长妊娠纹。今天跟大家讲讲，怎么预防妊娠纹；长了妊娠纹后，能怎么做？

人的皮肤主要是由胶原蛋白和弹性蛋白组成的网状结构，过度拉伸导致的网状结构断裂就可形成妊娠纹。简单地说，妊娠纹就是皮肤在怀孕期间被过度拉伸，导致皮肤纤维断裂出现的波浪形花纹，就好像西瓜一样。想象一下弹力带，被过度拉伸后，就变薄变细，很难再回到以前的弹性，纹路也会发生变化。

妊娠纹的颜色不是一成不变的，早期是紫色或者红色，胎儿分娩后，颜色逐渐变浅，留下白色的瘢痕条纹，颜色会淡一些，但很难自行消失。妊娠纹的形成部位，以腹部最多。当然在乳房周围、大腿内侧、臀部、腰部和手臂等处，也可见到妊娠纹。

 为什么会出现妊娠纹？该如何预防呢？

妊娠纹出现的主要原因是遗传因素，研究文献明确说明有 4 个基因位点是跟妊娠纹相关，也就是说如果你的妈妈有妊娠纹，你怀孕时长妊娠纹的概率就比较大，你就要特别小心了。

另外怀孕之后糖皮质激素增加造成皮肤脆性增加，也就是说皮肤变得更脆了，更容易出现纤维断裂。有一个显而易见的原因，就是体重增加过快，肚子变大了，皮肤增长的速度跟不上，皮肤的弹力纤维就被撑断了。那该如何预防呢？

♡孕期要控制体重，不让体重增加过快，特别是有遗传风险或者多胎的妈妈，要在保证营养的基础上，把体重控制在合理的范围。也可以多做一些适合孕期的运动，有利于身体的代谢和废物的排出，促进新陈代谢，对妊娠纹的修复有一定的帮助。

♡日常饮食上，注意少糖，多吃新鲜蔬菜水果（富含维生素C）及富含维生素A的食物（动物肝脏、鱼肝油、牛奶、奶油、禽蛋及橙红色的蔬菜和水果），保持营养均衡。

♡做好皮肤保湿，不可过度清洁，同时可使用一些孕妇专用的润肤霜。目前的一些妊娠纹预防及修复产品，孕妇能用的不一定有效，有效的不一定能用。如常见的橄榄油、棕榈油、可可脂，其核心作用就是皮肤保湿，跟一般的润肤霜区别不大，而一些维A酸产品，孕妇却不一定能用。总之这些预防修复产品，更多的是安慰和皮肤保湿作用。

♡学会正确使用腹带，以避免因腹部过度下垂，造成皮肤弹性纤维过度拉伸而断裂。通常可以在怀孕5个月开始使用腹带，不要包得太紧，晚上睡觉时应脱掉。如果是顺产，产后不要长期使用腹带，可以多做一些运动。如果是剖腹产，一般根据医生建议，可以在手术后的7天内用腹带包裹腹部，促进伤口愈合。但是在腹部拆线后不宜长期使用。

3 已经长了妊娠纹怎么办？

（1）外用药物：维A酸产品对妊娠纹修复有一定作用，但是容易出现过敏，且孕期不能用。另外含有积雪苷霜、硅酮制剂和弹力蛋白制剂等成分的产品也有一定效果，但要在产后早期使用。

（2）物理治疗：可以考虑采取激光技术来改善，激光在哺乳期也可以做。当妊娠纹还是紫红色和红色的时候，585纳米或者595纳米染料脉冲激光治疗效果最好，需要多次，每次间隔1～2个月。一旦妊娠纹变成白色以后，最好的治疗方法目前只有点阵激光。

　　有些妈妈产后妊娠纹常常伴随着腹部松弛，激光类的产品只能平复纹理，不能减脂。建议这些妈妈做适当的运动来锻炼腹部，有条件的话也可以考虑一个组合方案，如用超声溶脂让脂肪溶解，用超声刀技术来收紧肌肤，用点阵激光来祛除妊娠纹。这些正规的医学美容手段，对妊娠纹和肚子皮肤松弛问题，是有一定效果的，但效果会因人而异，治疗周期也很长。妈妈们在选择的时候，要量力而行，注意理性判断医学美容机构的资质问题，不要被广告鼓吹所迷惑。

　　如果妈妈们真的长了妊娠纹，不用太担心，现有的技术可以进行改善。妊娠纹虽然是痕迹，但也是荣耀。

 孕期反复长青春痘怎么办？

　　现在跟大家聊聊孕期青春痘的问题。这是一种毛囊皮脂腺的感染性炎症，简单来说，就是由于雄激素水平升高，皮脂腺分泌旺盛堵塞毛囊口，加上痤疮丙酸杆菌的参与，形成了毛囊炎。而青春痘也不是一下子就长成的，在它成长的过程中，经历了青春痘、丘疹、脓疱、结节、囊肿，最后才因处理不当变成了痘瘢、痘印。

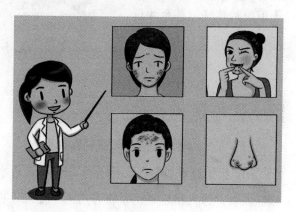

　　健康的皮肤，分泌的皮脂从皮脂腺流入毛囊，很顺畅地通过皮肤毛孔来到皮肤的角质层。这些油脂变成皮肤的天然保护层，可以帮助我们保持皮肤的水分。

　　但怀孕及产后各类激素分泌旺盛，再加上照顾新生儿，睡眠时间与质量的下降，分泌的皮脂堵住了毛囊，加上皮肤的一些应激反应，就导致了炎症。

　　原来没有青春痘的孕产妇出现青春痘，原来有青春痘的甚至会加重，原本不红不痛的粉刺开始变成了发红刺痛的丘疹。

　　青春痘一冒出来，很多人就开始用手挤，或者用粉刺针，结果越挤问题越大，因为手上有细菌。有人说，那我用酒精消毒粉刺针行不行？不行，因为根本不可能把脓挤干净，大量细菌还是残留在青春痘里面，青春痘可能会演化成囊肿或者结节，变得更大更明显了。

更严重的是，处理不当青春痘还会影响真皮，就是有胶原蛋白的那一层，真皮会启动自己的修复过程，这个过程中就容易引起痘坑及色素沉着。

所以痘瘢、痘印的形成，除了孕期激素等原因，也有一部分是后期处理不当的原因。常见的痘印有增生性痘印、红色或黑色痘印、凹洞型痘印。那孕期和哺乳期妈妈，该怎么处理呢？

有一点要强调的是坚持正规治疗，切忌选择市场上迎合青春痘患者急切心理的各种所谓神奇快速的治疗方法，因为结果是不但没治疗好，甚至加重还留下瘢痕等各种问题。尤其是孕产妇更不可乱用药。

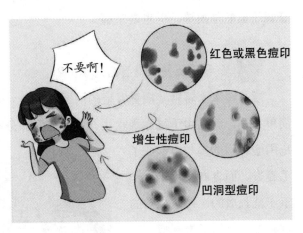

 孕期怎么预防和遏制青春痘？

（1）拒绝高糖饮食，多喝开水，多吃蔬菜水果：爱长青春痘的人要限制限糖饮食，因为最容易诱发青春痘的不是辣，也不是油腻，而是糖。如果吃了大量的糖，体内的血糖含量就会上升，然后身体会产生胰岛素来降低血糖，肝脏与皮肤相应产生反应，会刺激皮脂腺，从而导致皮脂分泌增多，堵塞毛孔，细菌滋生。

有人说，那我不吃糖，是不是就没事了？不是的，还有一类食物叫高血糖指数食物，这类食物同样可以引起体内血糖的升高。不只是零食糖果，精加工的果酱，各种米面食物，点心一类的加糖食品，还有油炸膨化类零食等都是血糖指数值最高的。

要少吃乳制品。与糖类似，牛奶也容易导致青春痘，特别是脱脂牛奶。尽量远离咖啡、浓茶、酒这些能刺激交感神经的食物。其实日常最好的饮品是白开水。也要少吃油条、五花肉等高脂食物和含盐量很高的加工食品。

那么哪些食物，会对抑制青春痘有益呢？

1）含锌、硒的食物：锌元素和硒元素都有利于炎症的修复，缺乏则会影响皮肤伤口的愈合。锌元素主要存在于生蚝、动物肝脏、血、瘦肉、蛋、粗粮、核桃、花生、西瓜子等食物中；硒元素主要存在于全麦面包、三文鱼、龙虾等食物中。

2）多吃粗纤维食物：可以用全谷杂粮作为主食，来代替血糖指数值高的精白米面。全谷杂粮可以加强肠胃蠕动，有效促进体内多余的油脂及毒素排出。

3）多吃有抗炎作用的食物：炎症是青春痘发病的一个重要环节。有抗炎作用的食物如核桃、深海鱼类、亚麻籽等对缓解青春痘有好处。

4）可以多吃一些富含维生素 A 的食物：如哈密瓜、胡萝卜、杏干、蛋黄、动物肝脏、菠萝和甘薯等。

（2）保证睡眠质量，不过度清洁皮肤：

☺ 保证睡眠时间和质量，特别是孕期，尽量晚上 10 点前睡觉，保证充足睡眠。

青春痘皮肤最好不要化妆，化妆不仅容易堵塞毛孔，还可能在卸妆过程中对皮肤屏障造成破坏。很多有青春痘的朋友，觉得自己长青春痘是皮肤不够清洁，不仅用清洁力度很强的肥皂来杀菌，还常常用专门的清洁面膜，来反复清洁。这样做会破坏角质层，加重炎症反应。如果不是太过油腻的皮肤，用温和的表面活性剂产品如氨基酸洗面奶来清洗面部即可，肥皂（特别是有杀菌作用的肥皂）最好不要碰。

☺ 日常清洗面部也不要过勤，如果白天只是涂了防晒霜，用洗面奶及大量的清水冲洗即可，青春痘局部不要用手挤压也很重要。

☺ 切忌对青春痘过度清洁，尤其不能去美容院进行不当的处理。

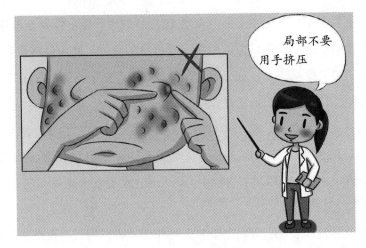

（3）保持一定的运动：运动对青春痘患者的好处，在于其能改善糖代谢、降低雄激素水平，缓解相应症状。同时在运动时，能释放一种让人产生幸福感的天然化学物质，可减缓压力，改善压力诱导的青春痘。运动还可以促进皮肤代谢循环，利于皮肤自我修复。需要注意的是，在运动后要尽快清洁皮肤，保持运动后的皮肤清爽。

最后要强调一下，饮食和运动在青春痘的恢复过程中起到的只是辅助作用，并不是治疗手段。如果青春痘有愈演愈烈的趋势，还是要及时到医院皮肤科做一个详细的检查和治疗。

（3）物理治疗：孕期和哺乳期因为特殊情况，长青春痘只能用上述预防的手段。若青春痘依然比较严重，可以在产后做物理治疗，包括以下几种：

1）抗菌消炎——半导体红蓝光治疗：在皮肤科医生指导下冷冻加红蓝光物理治疗，效果也不错。但是对孕妇而言，安全第一，红蓝光尽量不要频次太高。炎症明显者也可以考虑单独液氮冷喷治疗。到了产后及哺乳期时，就可以二者结合。红蓝光具有抗炎杀菌作用，冷冻则同时具有抑制皮脂腺分泌和抗炎作用。

2）痘印、痘瘢——光子嫩肤：除了红蓝光治疗之外，产后还可以做光子嫩肤。

3）痘印、痘瘢——点阵激光祛除：长青春痘后出现的红色痘印还比较好消除，一般几周到几个月会慢慢消失。黑色痘印就比较麻烦，一般护肤品作用也不大。痘坑就更麻烦了，护肤品对付痘印都勉强，更别说痘坑了。产后青春痘消退留下痘坑、痘印，最有效和快速的治疗方案是点阵激光祛除，哺乳期就可以做。激光有两类，一类是剥脱性激光，等于把需要处理的地方全部剥了，痘印自然没了，这个恢复期比较久。还有一种非剥脱性，叫点阵激光祛除，更有针对性一些，一般需要至少 3 次，间隔 2 个月做 1 次，虽然治疗周期长，但恢复期却比较短。

 孕产妇如何防治黄褐斑？

45% ～ 75% 的妈妈在孕期会长黄褐斑，说到斑，很多人觉得这是个用护肤品可以解决的问题，而想不到要去求助皮肤科医生。廉博士近期就遇到一些妈妈，长斑后乱擦药，导致黄褐斑变得更复杂、更顽固了，这才想到来医院就诊。实际上黄褐斑是各种斑中最顽固、最难治，也是最容易反弹的疾病之一，绝非一种手段可以解决。今天跟大家聊聊，如何科学地预防和祛除孕产妇黄褐斑。

首先要强调的是，本身有其他色斑的人，会更容易得黄褐斑，有些人面部会有好几种色斑同时发生，更应该注意。

预防长斑，需要保持良好的心情，这一点很重要。另外妊娠期的激素变化无法改变，但是要尽量减少口服避孕药这种人为干扰。同时做好清洁、保湿、防晒这护肤三部曲，不可过度清洁破坏角质层。其中最重要的是日常保湿和防晒，而日常防晒是重中之重。在黄褐斑发病过程中，上述所有因素都做出了自己的贡献，而紫外线则是压倒骆驼的"最后一根稻草"，需要特别注意。

 孕产妇如何做到严格防晒？

孕妇应在室外活动 2 小时以内补涂一遍防晒霜，并尽量保持一定周期的补涂。高防晒指数只是能在 2 小时内提供更强的保护，但与时间长短无关。

防晒霜要尽量选择大厂产品，如果皮肤表面有伤口，可以用遮阳伞替代防晒霜。

对于遮阳伞，不必过于纠结品牌问题，多数正规品牌的防紫外线产品效果都差不多。日常可以用遮阳伞＋防晒霜组合使用。

晒后急救则需要立即喝水，给皮肤补水，同时避免短期内再度日晒伤，还可以用袋装牛奶冷敷，减少发红，或者补水喷雾等来保护皮肤的屏障功能。

 治疗黄褐斑有哪些手段?

目前黄褐斑没有啥特效药，但综合治疗方法还是有一定效果的。除了前面讲到的防范措施，黄褐斑有三种治疗手段。

（1）药物治疗：

1）外用药物：哺乳期之后，可以用左旋维生素C、氢醌乳膏、熊果苷霜等淡斑外用药，抑制黑色素合成，促进其分解代谢，但需在医生指导下用药。这个外用药起效一般都比较慢，至少1个月才能看到色斑淡化的效果。如果无效，建议改用其他方法。

2）内用药物：抗氧化治疗（还原性谷胱甘肽、维生素C）、抑制纤溶作用（氨甲环酸）等。氨甲环酸，一般建议服用8～12周。这些外用及口服药都属于辅助用药，需要结合修复及激光等多种手段综合治疗，无论口服药还是光电治疗都需要在皮肤科医生指导下进行。

廉博士特别提醒：严禁使用含有激素、铅、汞等有害物质的"速效祛斑霜"，因为其副作用太多。同时禁忌长期使用磨砂类产品，对于黄褐斑没什么效果，反而能损伤皮肤屏障，让病情更顽固。

（2）化学剥脱术：也就是常说的刷酸，以水杨酸为代表，哺乳期后可以用，但是需要专业医生操作指导。这种方法比较容易反弹，需要严格防晒。

（3）物理治疗：目前临床上主要用各种选择性激光，但是效果都不稳定，皮秒激光术的效果会好一些。需要至少3次，每次间隔1个月。需要选择正规医疗机构，以防止遇到假皮秒激光术。物理治疗，在哺乳期就可以做，但大都需要同时配合口服或者外用药物，所以一般建议哺乳期后进行。

如何应对妊娠痒疹？

孕妇会觉得非常痒，但是对胎儿发育及健康基本没有危害。

妊娠痒疹发病率为 1/200，它的概率很高了，主要发生在初产妇，一般是在妊娠后期发病，病情持续 6 周左右，分娩不久后自行消退，一般不会复发。

如何去辨别它呢？瘙痒部位主要是在腹部和大腿内侧，其表现形式很多，主要是风团、丘疹和抓痕。

如果你的腹部或者大腿部位出现紫红色断裂纹，并且在断裂纹出现剧烈瘙痒，呈现红色，一般就是妊娠多形性皮疹了。初期你只会感觉肚皮上像被蚊子叮了一样，于是下意识伸手去挠了挠，然后你会发现越挠越痒，越抓皮疹越广泛。

如果你的瘙痒不是特别严重，也有一些自行处理的办法。在护肤上，要避免对皮肤的刺激，不要过度烫洗，不要搔抓，早期发现皮肤干燥时，可以涂抹适合孕妇的安全润肤霜，能够预防和在一定程度上缓解瘙痒。

如果你觉得瘙痒难忍，也有一些孕期可用的安全药物，最好在专科医生的指导下用药。

如果孕早期发病，你可以用 0.1% 糠酸莫米松乳膏等软性激素外涂。软性激素指的是全身吸收极少而局部保留高度活性的激素药膏。这类药物不良反应少，又能有效对付瘙痒，治疗指数相当高。另外炉甘石洗剂的安全性也很高，孕妇可用，可以药店自行购买。

如果是孕晚期，特别痒，你也可以服用适合孕妇的抗组胺药物，如氯苯那敏（扑尔敏），这个药物是非处方药，可以在药店买到，临床观察已证实此药不会对胎儿造成伤害，但也建议在皮肤科医生指导下用药。

 妊娠期湿疹，瘙痒难忍怎么办？

湿疹大家也比较熟悉了，其实孕妇也是湿疹高发人群，主要原因是孕妇体内激素变化和胎儿不断成长。湿疹容易复发，如果曾有湿疹病史，孕期发作的概率更大，但是同样的，对孕妇和孩子的健康影响不大，只是瘙痒会对孕妇睡眠和生活质量造成影响。

如何分辨湿疹呢？其表现是皮肤干燥，瘙痒很明显，皮肤上出现小红点，破损后容易形成一大块，不只是出现在腹部，全身都可能出现。湿疹的处理方法和用药与上述妊娠痒疹相同。

11 平常如何预防皮肤瘙痒?

(1) 保护皮肤屏障：在皮肤表面有一层起保护作用的脂膜，可以避免我们的皮肤过度干燥，减少瘙痒的发生。所以要合理清洁，少用热水烫洗，少用碱性的香皂和肥皂，洗澡后注意保湿，选择纯棉的、吸汗和透气性好的贴身衣物。

(2) 避免搔抓：用力搔抓会破坏皮肤的屏障功能，防护功能下降，从而可能继发湿疹样改变，甚至引起皮肤化脓、溃烂等。

(3) 不要盲目乱用药：激素类药物不适合长期使用，因为激素有诸多副作用，如多毛、毛细血管扩张、皮肤萎缩变薄、色素沉着等。不可乱用风油精以及打着"植物来源"幌子的止痒药膏。

(4) 不用盲目忌口：有些人皮肤瘙痒并非是因为吃了鱼虾等所谓的发物，如果一味忌食或者挑食的话，会引起营养不良。有过敏史的妈妈们，可以去医院皮肤科或者内科做一个食物不耐受检查，也可以做更广泛的过敏原筛查，提前知道自己的过敏原，提前预防。

婴儿皮肤护理及保养

 婴儿皮肤特点及护理要点有哪些?

常常有家长问，为什么自己的孩子皮肤那么容易红啊，脱皮啦，出现各种状况呢？其实这与婴儿的特殊皮肤生理有关。婴儿皮肤大约需要 3 年时间，才可发育到与成人相同的水平。在此之前，无论在功能上还是解剖结构上都有很大差别，特别娇嫩敏感，易受刺激与感染，这一点决定了对婴儿皮肤的护理尤为重要。

新生儿皮肤娇嫩，皮肤角化层较薄，皮肤缺乏弹性，防御外力的能力较差，当受到轻微的外力就会发生损伤，皮肤损伤后又容易感染。因此新生儿的衣着、鞋袜等要得当，避免一切有可能损伤皮肤的因素。浴后涂上婴儿专用的皮肤屏障身体乳，可以增强婴儿皮肤的屏障保护功能，减低表面摩擦。

新生儿的皮肤薄、血管丰富、有较强的吸收和通透能力，因此不可随意给新生儿使用药膏，尤其是含有激素类的药膏。必须使用时，可在皮肤科医生指导下短暂使用，缓解后就应停用，决不可长期使用。给新生儿洗澡时，要使用刺激性小的婴儿专用沐浴系列，不可使用成人用的香皂或药皂等。

新生儿皮肤上的汗腺、皮脂腺分泌功能较强，皮脂易溢出，多见于头顶部（前囟门处）、眉毛、鼻梁、外耳道以及耳后根部等处，如不经常清洗，就会与空气中的灰尘、皮肤上的碎屑结合而形成厚厚的一层痂皮。因此清洗时，应当先用植物油涂擦在痂皮上面，浸泡变软后，再用水清洗干净，决不可用手将痂皮撕下来，以免损伤皮肤。

由于新生儿皮肤上的汗腺分泌旺盛，尤其是室温较高、保暖过度时，可使汗腺的分泌物堆积在汗腺口，而形成红色的小疹子，多见于面部、背部或胸部，只要保持适宜的室温，避免过度保暖，及时调节室内温度和增减新生儿的衣物或被褥，经常清洗面部、洗澡，保持新生儿的皮肤清洁，不需要特殊处理，就会自然好转。

 婴儿湿疹的治疗方案有哪些?

婴儿皮肤薄嫩容易患湿疹，而对湿疹的治疗，没有单一的疗法能够治愈。但对大部分患儿，在医生指导下，用一些简便的治疗方法，还是能有效治疗并控制湿疹的。

最基本的方法是正确使用保湿剂和润肤剂，这些产品能使皮肤保持滋润、柔软，能恢复皮肤的弹性和柔韧性，有助于减少瘙痒及抓痕。保湿剂、润肤剂是安全的，应该作为第一线治疗方案，经常外用。

（1）保湿润肤、修复皮肤屏障：湿疹患儿存在不同程度的皮肤屏障功能受损和皮肤干燥，保湿润肤是湿疹治疗的基础，可加快皮损愈合，减少疾病复发。应做到足量和多次使用保湿剂（保湿类护肤品），每日至少使用2次，沐浴后需立即使用，以保持皮肤的水合状态。保湿类护肤品应选择不添加激素、香精等刺激性成分的产品。此外新生儿期应尽早外用保湿剂，可减少或避免湿疹的发生。

（2）药物治疗：瘙痒剧烈、影响睡眠、外用药疗效欠佳时，可根据患儿的年龄和体重酌情使用抗组胺药，如氯雷他定糖浆（≥2岁）、地氯雷他定干混悬剂（≥1岁）、左西替利嗪口服液（≥2岁）等，有继发感染时可系统使用抗生素。婴儿用药时一定要慎重，为了孩子的健康要看专科医生。

 婴儿湿疹护理方面有哪些需要注意的?

（1）寻找并祛除发病原因：致使婴儿发生湿疹的一个重大原因就是过敏。导致婴儿过敏主要四大因素。

💮 食物过敏，譬如高蛋白质的牛奶、鸡蛋、海鲜等。

💮 环境过敏，植物、花粉、衣服等。

💮 遗传因素，家族中有过敏体质的易感人群。

☺ 远离过敏原，可以使湿疹恢复更快。

（2）喂养和饮食：

☺ 母乳喂养可以减轻湿疹的严重程度。蛋白类辅食应该晚一些添加。如鸡蛋、鱼、虾类，一般小儿从 4 个月开始逐渐添加，而有湿疹的小儿，建议晚 1～2 个月添加，且添加的速度要慢。小儿的饮食尽可能是新鲜的，避免让小儿吃含色素、防腐剂或稳定剂、膨化剂等的加工食品。

☺ 如果发现食用某种食物后出现湿疹，则应尽量避免再次进食这些食物。

☺ 有牛奶过敏的小儿，可用氨基酸奶粉或深度水解蛋白奶，持续 6 个月。

☺ 对鸡蛋过敏的小儿可单吃蛋黄。

☺ 人工喂养的小儿患湿疹，可以把牛奶煮沸几分钟以降低过敏性。

☺ 小儿食物以清淡饮食为好，应该少些盐分，以免体内积液太多而易发湿疹。

（3）衣服方面：贴身衣物和床上用品应选用全棉材质，衣着应较宽松、轻软。避免接触羽毛、兽毛、花粉、化纤等过敏物质。

（4）洗浴护肤：温水洗浴为佳，避免用去脂强的碱性洗浴用品，应选择偏酸性的洗浴用品。护肤用品应选择专业的医学护肤品，预防过敏的发生。经常修剪指甲，避免抓伤皮肤。婴儿每天最多洗 1 次澡，使用温和保湿沐浴产品。保湿润肤剂可以用于所有干燥皮肤，至少 1 天用 2 次，并尽可能增加使用次数。就像每天要刷牙一样，湿疹儿童因皮肤敏感，需要每天进行保湿。保湿措施可以避免皮肤干燥，保持皮肤光滑。

当洗澡结束后，在皮肤还是潮湿时，立刻涂上保湿润肤霜，不要使用毛巾擦拭。不使用普通肥皂，因为普通肥皂是碱性的，有刺激性而且有香味。最好用温和的沐浴露清洁皮肤，儿童对它耐受好，使用也很容易。洗澡的水温应该凉一点，但房间要暖和。避免因突然温度变化而致的皮肤瘙痒。做好日常护理，使用临床验证适合婴儿日常护理的医用护肤品会事半功倍。

（5）环境方面：室温不宜过高，否则会使湿疹痒感加重。环境中要最大限度地减少过敏原，以降低刺激引起的过敏反应。另外避免接触烟草。

用偏方治疗反复发作的宝宝湿疹，靠谱吗?

如果将宝宝最常见的皮肤困扰进行排名，湿疹一定在众多的困扰中名列前茅。湿热气候是宝宝湿疹的高发期，复发率也高，因此民间治疗湿疹的偏方也是层出不穷。患者不能轻信，尤其对婴儿来说更应该慎重。

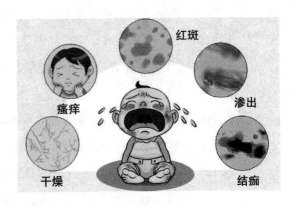

偏方一，用热水烫：很多家长觉得痒的话用热水烫烫，用热毛巾捂捂就能缓解痒，高温烫洗只能暂时缓解瘙痒，烫过后只能加重皮肤红肿、破损，甚至溃烂。对婴儿来说，这样的方式更是不科学，容易给婴儿的皮肤带来损害，不仅达不到治疗效果，还更容易感染细菌。

偏方二，用酒精等擦拭：酒精适用于非黏膜伤口的表面消毒，不可用于破损伤口消毒，对于湿疹或皮炎，此类刺激性液体不具备消炎止痒的作用。在宝宝娇嫩皮肤处使用酒精更容易造成皮肤溃烂，并不能起到消炎止痒的作用。反而会加重湿疹。

偏方三，鲜土豆切片敷患处：新鲜土豆含有一定的维生素和矿物质，敷在患处有利于皮肤吸收水分，有一定的消炎、镇痛作用。但是不适用于婴儿湿疹，土豆会刺激婴儿娇嫩的皮肤，而且破损溃烂之后会加重皮疹。

偏方四，睡在冷气房中能"安抚"湿疹：炎热酷暑，很多人都会选择待在空调房。但是在干冷的环境中，皮脂分泌减少，皮肤表面会更加干燥、瘙痒难耐。尤其是宝宝更不能长时间待在空调房中，以免空气干燥造成宝宝湿疹反复发作，甚至出现肺部问题。

总的来说，湿疹发病原因多种多样，表现也不尽相同，民间对于湿疹认识存在各种误区，从而产生了各种各样的偏方。有些偏方确实可以缓解湿疹，但有的则可能对我们的皮肤造成伤害。轻信偏方可能导致湿疹更加严重。

　　其实湿疹对宝宝来说时轻时重，通常是一个正常的免疫过程。大部分孩子都会有这个过程，妈妈们也不要太过紧张，更不要为了治好宝宝湿疹乱用药，以免加重病情。如果真要用药，也应在专业皮肤科医师的指导下进行。

眼部护理及保养

 眼袋是什么原因造成的?

眼袋的形成原因有很多,主要分为先天遗传因素、后天因素。

(1)先天型眼袋:产生原因是先天性眼轮匝肌(是围绕眼睛,负责睁眼闭眼的肌肉组织)肥厚、皮肤紧致、眶隔脂肪较多,呈单纯的新月形或者半月形外凸。

(2)衰老型眼袋:

☺ 眼部肌肤特别薄,是人体最薄的肌肤,而且眼部肌肤的运动量很大,人平均1天要眨眼10 000次,容易老化松弛。

☺ 随着年龄增长,作息时间不规律,眼部肌肤新陈代谢减缓,胶原蛋白和弹性纤维开始慢慢流失,保护眼球的脂肪开始慢慢淤积起来。

最后一旦肌肤老化到一定程度,就兜不住淤积的脂肪,下睑皮肤松弛,眼轮匝肌的松弛下垂以及眶隔筋膜松弛导致眶隔脂肪膨出,眼袋就产生了。

 怎么区分卧蚕、眼袋和泪沟?

(1)眼袋:就是下睑皮肤、皮下组织、肌肉及眶隔松弛,导致眶后的脂肪肥大突出,隆起来就像个袋子挂在眼睛下面,所以就叫眼袋。眼袋的出现会让人看起来苍老憔悴、没有精神、有困乏感,也是身体机能开始衰老的标志。

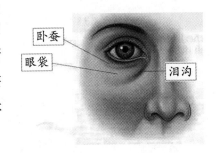

（2）泪沟：是从内眼角开始，出现在下眼睑靠鼻侧的一条凹沟，有些人的泪沟会延伸到面颊。泪沟和眼袋有时候可能会被混淆，因为泪沟凹陷得太深，与周围的皮肤映衬起来比较明显，所以会将泪沟误认为眼袋。

（3）卧蚕：其实是紧邻睫毛下缘带状的隆起物，4～7毫米，古人觉得像是一条小蚕躺在里面，所以叫它卧蚕。其实在医学上这个地方叫眼轮匝肌，微笑或眯眼时出现，大眼睛或眼睛略凸的人脸上出现的卧蚕会更加明显。

 眼袋有哪几种?

目前常见的眼袋类型可分为脂肪型眼袋、松弛型眼袋、水肿型眼袋、泪沟型眼袋和混合型眼袋。

（1）脂肪型眼袋：脂肪型眼袋的形成主要和眶隔脂肪堆积膨隆有关。其成因为眶隔脂肪的先天性或遗传性的过度发育，以及长期睡眠不足、身体病变有关。

（2）松弛型眼袋：也叫衰老型眼袋，它的形成和人体老化有关，主要原因是眼部周围筋膜组织提前老化，造成眼球松弛下垂，继而导致眼球下的脂肪凸出，给人感觉是无精打采、尽显老态。

（3）水肿型眼袋：这种眼袋是可恢复的暂时性眼袋，属于假性眼袋。它的成因主要和睡前大量喝水有关，导致第2天起床时显得下眼睑浮肿，因此也被称为泡泡眼。

（4）泪沟型眼袋：主要是在脂肪层的下垂和肌肉层松弛共同作用下，逐渐生成。

（5）混合型眼袋：这个类型为脂肪型和松弛型的混合，具体表现就是眶隔脂肪凸出，同时伴有下眼睑皮肤松弛。

 祛眼袋手术方法有哪些?

不同的眼袋有不同的治疗方法，医生会根据眼袋的类型选择手术方式，主要分为内路眶隔释放法和外路眶隔释放法两种方法。

（1）内路眶隔释放法：在下睑的结膜做微创切口，然后把眼袋脂肪释放转移，就是把眼袋中取出的"肉肉"直接变废为宝，铺平泪沟位置。其特点为无须缝合，不需要拆线，痛苦小，恢复期短。比较适合先天性因素造成的眼袋。

（2）外路眶隔释放法：就是在下眼睑睫毛根部做切口，然后取出部分多余脂肪填充在泪沟处，再切除部分松弛皮肤，最后缝合即可。其特点为这个恢复期稍微长一点，1周左右拆线。术后不会出现下眼睑变形、外翻、脂肪反弹等现象，比较适合后天因素造成或者比较严重的眼袋。

 内切法祛眼袋比外切法好吗？

（1）内切法祛眼袋手术：主要针对只需要祛除多余脂肪的年轻人，在下眼睑内部做切口，不需要缝合，也不用拆线，恢复较快。

（2）外切法祛眼袋手术：主要针对于眼袋鼓出明显、下睑皮肤松弛、皱纹明显的中老年人。那么对于年龄偏大、局部松弛、膨隆明显的患者，则需要从下睑缘接近睫毛做切口，祛除多余皮肤和脂肪，进行缝合，恢复时间相对较慢。

这两种手术没有优劣之分，只是适合人群不同而已。

 眼袋祛脂肪越多越好吗？

眶隔脂肪具有正常的生理功能，能够支撑眼球，并且在眼球后是相通的。如果过多抽走脂肪，那么将会导致下眼睑失去了支撑物，造成了凹陷。因此祛脂肪只能是根据具体情况，适量祛除。

 减肥可以祛除眼袋吗？

眼袋脂肪是一种特殊脂肪，和躯体部位的普通脂肪不同，它随人体胖瘦变化的幅度极小，不会像身体那样可以明显显示出来。

相反由于较胖的人，苹果肌等部位饱满，泪沟相对不明显，反而使眼袋不明显些。对于消瘦的人，因为组织张力低，苹果肌等部位不饱满，泪沟明显，导致眼袋还会明显些。

所以眼袋和胖瘦没有太直接的关系，有眼袋时，及时处理，和减肥不相干。

 用眼霜等化妆品是否能祛除眼袋？

可以预防但是不能祛除。究其原因，在于眼袋是眶隔脂肪膨出造成的，不解决脂肪堆积问题，就不可能从根本上消除眼袋。

化妆品或者按摩棒只能减轻眼袋，如果想祛除眼袋，还是要根据每个人的不同情况，采取不同的手术方法，对症施术祛除。

 听说祛眼袋术后眼睑会外翻，是真的吗？

睑外翻是指睑缘离开眼球，睑结膜向外翻转的状态，下睑多见，不仅影响患者的容貌，而且可能引起泪溢、角膜炎症、溃疡，形成白斑甚至导致失明。

产生的原因有两种：

一种原因可能是因局部肿胀严重暂时出现，一段时间后会恢复，这种属于正常现象，不用太过担心。

另外一种主要是因为医生术前评估不准确，导致术中祛除皮肤过多引起，这种情况需要进行修复手术。

 眼袋手术只能解决眼袋吗？

不是的，眼袋手术，尤其是外切口眼袋手术，除了可以祛除眼袋，还可以废物利用，做眶隔脂肪释放，把多余的脂肪修整以后充填泪沟，一举两得。

 黑眼圈有哪些分类？

（1）血管型黑眼圈：如一些比较瘦弱且皮肤很白的人，手背或手臂内侧的血管都比较明显，通常呈现浅蓝色或泛紫红色，这就是血管内血液所体现出来的。同样如果你的眼下脂肪少、皮肤薄，血管的颜色透出来就成了黑眼圈。此类型黑眼圈还可细分为两种，浅蓝色的静脉型与泛紫红色的毛细血管型。

（2）色素型黑眼圈：顾名思义，色素型黑眼圈就是由色素沉积导致的黑眼圈，即我们平常所说的熊猫眼，通常呈现为褐色或深咖啡色。这种类型的黑眼圈和日晒、黑色素脱不了干系。

（3）结构型黑眼圈：这种类型其实不是真正意义上的黑眼圈，只是因为眼下的泪沟（凹陷）、眼袋（突出）等，让眼部有了阴影，看上去像是黑眼圈。此型黑眼圈通常呈现灰黑色、黑色。如果你把眼下皮肤拉平，黑色就减淡了，那妥妥的是结构型黑眼圈。

12 什么是鱼尾纹？

鱼尾纹是在人眼角和鬓角之间出现的皱纹，其纹路与鱼尾巴上的纹路很相似，故被形象地称为鱼尾纹。鱼尾纹通常发生在 25 岁以上的人群中，中老年女性更为明显。

鱼尾纹组织学表现为因弹性纤维退行性变而导致的结构变化，主要是眼轮匝肌运动促其产生，另外嘴角提肌、笑肌、颧肌也参与了其产生的过程。皮肤会显得暗淡、松弛、干燥，一道道的皱纹呈放射状排列，长短、深浅、数量、形态因人而异。

13 鱼尾纹形成的原因是什么？

由于神经、内分泌功能减退，蛋白质合成率下降，真皮的纤维细胞活性减退或丧失，胶原纤维减少、断裂，导致皮肤弹性减退，眼角皱纹增多，以及日晒、干燥、寒冷、清洁面部的水温过高、表情丰富、吸烟等也可导致眼周皱纹增加。由于眼轮匝肌长期收缩引起的动力性皱纹，鱼尾纹呈放射状。具体原因如下：

（1）自然衰老因素：随着年龄的增长，组织器官的自然老化，内分泌功能日渐减退，机体对肌群小纤维及相关细胞的营养作用开始变得衰弱，蛋白质合成率下降，肌群小纤维数量减少，导致神经系统对肌肤不能完成精细的表情支配，从而形成鱼尾纹。

（2）紫外线因素：紫外线对皮肤的损伤十分严重，即使阴天紫外线也是存在的。紫外线能使真皮内的成纤维细胞活性减退或丧失，使得真皮胶原纤维和弹力纤维减少、断裂，从而导致皮肤弹性降低，眼角皱纹增多。

（3）生活环境因素：不注意保养。面部不加保护地暴露在干燥、寒冷的环境下，清洗面部的水温过高，表情过于丰富、夸张，睡眠起居不规律，吸烟等均可导致纤维组织弹性减退，从而加速眼部鱼尾纹的形成。

睡眠不足。皮肤细胞的种种调整活动会受到阻碍，形成鱼尾纹。熬夜后最好清洗面部，涂一点乳液，做一次面部按摩，好好睡一觉。

（4）心理因素：工作和生活压力过大，经常心情郁闷，爱哭泣，也容易让人产生鱼尾纹。

想要改善鱼尾纹，首先要了解鱼尾纹。简单来说，鱼尾纹的形成是因为真皮的胶原蛋白断裂导致的，没有了胶原的支撑力，皮肤自然就会塌陷形成皱纹。

 如何预防鱼尾纹？

人到了一定年龄，由于皮下脂肪减少，胶原蛋白氧化断裂产生皱纹，肌肉弹性衰退，外眼角会产生鱼尾纹，因此需要提前预防。

♡ 在日常生活中要保持心情愉快，不要总是感到苦恼和忧愁，预防因为皱眉而产生的鱼尾纹。

♡ 要改掉一些不良习惯，如有的人喜欢眯着眼看东西，或是躺着看书，用脏手揉眼睛等，这些行为容易使眼睛疲劳，出现鱼尾纹，应加以克制。

♡ 可以用鲜牛奶和蜂蜜搅拌均匀，然后涂抹在眼角容易出现皱纹的地方，再按摩 5 分钟，让其在眼部停留 30 分钟后洗去，每晚 1 次。

♡ 在眼角部位涂抹专门的除皱眼霜或是精华，配合按摩局部 3 分钟，使其中的营养成分被皮肤更好地吸收。

15 预防鱼尾纹的按摩手法有哪些?

(1) 按摩法:用一只手支持住太阳穴,另一只手由外眼角向里轻轻做螺旋式按摩,一边按摩一边向内眼角移动。每天 2 次,每次重复 5 遍为宜,力度要适当,不要过重。按摩时应该注意,按摩之前可以在眼部皱纹处涂眼霜或者眼贴,以增强按摩的效果。首先以一手的食指、中指撑开眼袋肌肉,另一手中指左右按摩下眼袋。其次以一手的食指和中指撑开眼尾肌肉,另一手的中指以螺旋状轻揉眼尾肌肉部分。然后下巴朝下,将中指和无名指的指肚儿放在眉骨下,迅速将眼皮往上拉一下。最后闭上眼睛,用拇指以外的四根手指按住眼睛,以波浪式按揉眼球。以适度的力道按揉眼睛,可以快速有效地解除眼睛疲劳。当然眼球会感到一点点的酸痛,这是正常的。

(2) 指压法:用双手的 3 个长指先压眼眉下方 3 次,再压眼眶下方 3 次。3 ~ 5 分钟后眼睛会格外明亮,每天可做数次。长期坚持也可以帮助你祛除眼角的皱纹。

(3) 运动法:眼球连续做上下左右转动,或连续做波浪状运动时尽可能地睁大你的两眼向上、下、左、右瞧,每种姿势皆须保持 6 秒。然后睁开你的眼睛并挑起你的眉毛 6 秒。

(4) 涂眼霜:别以为使用眼霜是 25 岁以后的事,导致眼部出现鱼尾纹的原因并不只有年龄,丰富的表情、长期熬夜也会导致眼部生成鱼尾纹,所以女性还是尽早使用眼霜比较好,将鱼尾纹扼杀在摇篮中。

唇部保养

 你的嘴唇为什么容易起皮开裂?

唇部其实是没有汗腺和毛孔的,所以它不能分泌汗液和皮脂,无法形成油水保护膜,很容易受到外部刺激损伤。此外嘴唇表皮比其他部分皮肤还要薄 50%,对外界刺激特别敏感,像紫外线等都会诱发细纹和脱屑等症状。

除了天气,当然还有我们的坏习惯——舔嘴唇!水分不够就容易脱皮干裂,而用舌头去舔嘴唇,水分会很快就蒸发掉,同时还会带走嘴唇上本来就匮乏的水分,从而导致了嘴唇越舔越干。

 嘴唇干燥开裂怎么办?

🌷 若是嘴唇比较干,可用热水蒸汽对唇部蒸 3 分钟(一杯热水就能做到),再用热毛巾敷 1 分钟左右,效果棒棒的。

🌷 如果是嘴唇干燥甚至开裂,便可使用蜂蜜润唇法。其实很多润唇膏里都添加有蜂蜜的成分,蜂蜜是润唇的绝佳选择之一。取一勺蜂蜜,配上一些白砂糖,捣碎搅拌均匀,涂抹在嘴唇上便可以滋润双唇。

 如何正确润唇?

用热毛巾敷一会儿嘴唇,等软化后用蘸水的棉棒在唇部轻轻滚,死皮就会轻松脱掉,再涂润唇膏保护。千万不要用手或工具去撕,以免撕裂嘴唇,导致疼痛、流血,甚至感染。

嘴唇干燥,缺乏维生素,起了厚厚的死皮,光用润唇膏是没用的。嘴唇没有毛孔难以吸收水分，而油性唇膏也不能锁水，此时，请看看正确方法：

☺ 取一个干净的小碗，挤入两粒维生素 E，再倒入适量橄榄油和蜂蜜，用棉签搅拌均匀。

☺ 用温热的水浸湿毛巾，热敷唇部 3 分钟，将调配均匀的唇部护理液涂抹在嘴唇上，并盖上保鲜膜。

☺ 按摩 1 分钟后，静待 10 分钟，然后撕下保鲜膜。这不仅温和去死皮，还能改善皮肤粗糙。

 日常护唇中需要注意哪些地方？

（1）不要舔唇：起皮了别去撕，否则只会让嘴唇更干。

（2）戴口罩：寒风凛冽的季节，经常外出的朋友一定要戴上口罩，戴口罩能挡住寒风，保持口唇的温度和湿度，以免缺水干燥。

（3）用软膏涂抹：用维生素 E 软膏、甘油软膏及其他天然成分的医用护唇软膏等涂抹唇部可治疗口唇干裂，特别是严重的口唇开裂效果更佳。

（4）正确涂抹唇膏：①竖着涂唇膏，大多数人都是横向涂抹唇膏，但口唇纤维是纵向排布，上下涂抹才是正确方式。②不可太用力，轻柔按压。③每天使用唇膏不能超过 3 次，否则会适得其反，越用越干，还会引起口唇炎。因为润唇膏就好像一件隔离衣一样，涂多了容易阻碍我们的口唇代谢，导致我们的口唇起皮，或其他不良影响。若一旦开始起皮或出血应停用唇膏，此时可以涂抹些食用植物油或蜂蜜。

（5）嘴唇干裂来一杯双冬茶：取麦冬、天冬各 10 克，加少许白砂糖，放入杯中，用 300 毫升左右的开水加盖冲泡 10 ~ 15 分钟即可。

（6）多吃果蔬多喝水，少食辛辣食物：对嘴唇的保养也要内外兼修，光靠涂抹护唇用品等方法是不行的，平常也要注意饮食，多补充一些水分和维生素，水果蔬菜要常吃，如黄豆芽、白菜、梨、猕猴桃等，也要多喝水，从根本上呵护双唇。

护肤品二三事

我们每天都离不开护肤，可是你的护肤品用对了吗？护肤三部曲——清洁、保湿、防晒，每一步你都知道怎么做吗？

 护肤清洁该如何做？

说起清洁面部有两个极端，一个是过度清洁，一个是轻视清洁。观察了周围不少朋友，发现真的不是每个人都会清洁面部。

☽ 每天早晚都应清洗 1 次。水温随季节而变化。注意过冷的水会使毛孔收缩，不利于彻底去掉污垢；过热的水会过度去脂，破坏皮脂膜。

☽ 正常情况下，提倡清水洁面。若处在气温炎热、工作和生活环境较差、使用防晒剂或粉质、油脂类化妆品，或有其他特殊情况时，需要使用洁面产品。

☽ 洗面奶是最常用的清洁类护肤品，每次用量 1～2 克，以面部 T 区为重点，用手指轻轻画圈涂抹后，再用吸有清水的毛巾擦洗。洁面后喷润（爽）肤水或搽保湿霜等，以恢复皮脂膜，维护正常的皮肤 pH 水平。

清洁面部是护肤第一步，但是很多爱美女性虽在清洁面部上下了大功夫，但效果却不尽如人意。为什么呢？

 洗面奶你选对了吗？

（1）洗面奶的重要性：我们的皮肤上有一层皮脂腺分泌的油脂，而这层油脂非常容易沾染灰尘，并且与空气长期接触之后会氧化变质，不但会使皮肤有异味，看起来灰暗没有光泽，而且对于皮肤健康也没有好处。

所以每天洁面，将沾染了灰尘以及变质的皮脂清除对于皮肤保养是相当关键的。

（2）洗面奶的功效成分大揭秘：

1）美白（含有美白成分的洗面奶）：市面上的洗面奶貌似功效强大，其中美白就是所谓的最强功效之一。其实任何美白成分以洗面奶形式使用，美白效果都有限，所以花很多钱买美白洗面奶其实没什么必要。

2）抗痘（含有抗痘成分的洗面奶）：用对洗面奶，确实可以起到缓解病情的作用。但是在选择抗痘洗面奶之前，一定要先了解自己的面部状况、皮肤类型。配合自身的肤质挑选合适的产品，才有可能获得满意效果。

3）保湿（含有保湿成分的洗面奶）：除了氨基酸洗面奶，不论哪一种保湿成分加在洗面奶里保湿效果都比较有限。毕竟把面部清洗干净，洗后不紧绷，不伤害皮肤就是洁面产品的本职工作，其他功效就交给后续产品吧。

（3）洗面奶的分类：洗面奶主要分为皂基洗面奶和氨基酸洗面奶。

1）皂基洗面奶：优点为具有丰富细腻的泡沫、去污力好、易冲洗、用后清爽等。符合老百姓对洗面奶的认知水平。

其缺点是脱脂力过大、呈高碱性、用后紧绷、有一定的刺激性，只有通过添加温和的表面活性剂和润肤剂来改善，才能够发挥相对均衡的效能。

2）氨基酸洗面奶：采用弱酸性的氨基酸界面活性剂，亲和性好，刺激性很小。其最大的特点是高效清洁、温和亲肤、低刺激。儿童和敏感性皮肤者都可以使用。

其缺点是清洁力度不及皂基洗面奶，价格成本也更高。

3 不同皮肤类型该如何选择洗面奶？

常常遇到痤疮及油性皮肤的患者，跟廉博士说自己的洗面奶是各种"种草推荐"的温和的氨基酸洗面奶，很贵，肯定没问题。看了上面的洗面奶分类特征，廉博士想大家应该推测出这是错误的，但不是适合你的就是不对的，因为这跟你的皮肤类型以及皮肤需求不对路。

（1）长痘皮肤：长痘后就用强效去油的产品，这也是不正确的，很容易加重青春痘。青春痘皮肤应该选择青春痘专用的清洁产品，因为这些产品在清洁的同时又不会刺激到青春痘。乱用产品只会引发更多青春痘，所以一定要注意。

（2）干性皮肤：干性皮肤不能使用清洁力太强的洁面产品，因为本来面部油脂分泌就少，如果用过度清洁的产品面部会更加干燥。干性肤质应该挑选具有保湿效果的温和型氨基酸洗面奶，这样在清洁的同时还能让皮肤保持水润。

（3）油性皮肤：油性皮肤应该避免选择碱性清洁产品，因为这些产品容易造成面部皮肤紧绷，长期使用还可能影响皮肤健康。其实油性皮肤使用带有一点控油效果的皂基洗面奶，然后清洗的时候加强 T 区清洁就可以了。

（4）敏感性皮肤：皮肤比较敏感的人群选择洁面产品要比其他肤质的更加慎重一些，因为用错产品很容易让皮肤受到伤害。带颗粒型的洁面产品一定不能选，要挑选 pH5.5 左右的弱酸性洁面产品，甚至只用清水洁面就可以了。

 护肤保湿该如何做？

皮肤自然分泌的油脂不足以抵御风吹日晒，尤其是洁面后，即使清水洁面也会清除部分皮肤油脂。

《中国皮肤清洁指南》明确指出，洁面后应喷润（爽）肤水或搽保湿霜等，以恢复皮脂膜，维护正常的皮肤 pH 水平。

保湿无论在干性、油性、色斑还是敏感性皮肤中都有着至关重要的作用，因此做好保湿是护肤最重要的环节之一。

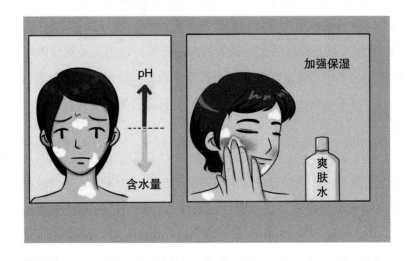

 防晒的重要性有哪些?

皮肤老化最重要的原因之一，就是光老化。光老化可以出现皮肤松弛、肥厚、皱纹、毛孔粗大、色素异常、颜色晦暗等改变。在减法护肤只强调硬防晒，这是不现实的，因为我们不可能把自己装到套子里。因此防晒霜的正确使用也是必要的护肤步骤之一。

6 医用护肤品可以长期使用吗?

平日门诊指导患者正确护肤时，经常有患者询问：廉博士，我的皮炎或过敏好了，医用护肤品可以长期使用吗？长期使用会不会功效太强？会不会用了产生依赖？健康皮肤可以用医用护肤品吗？

医用护肤品成分精简，不含色素、香料、防腐剂和表面活性剂、激素、抗生素，更没有汞和其他重金属等，所以不用担心依赖和其他不良反应。值得强调的是，这类护肤品的过敏或刺激反应发生率更低。

医用护肤品可以维护和修复皮肤屏障，具有保湿、抗氧化等作用。这些功效也是正常皮肤保养所需要的，所以健康皮肤是可以使用的。

化妆品是个大概念，包括了护肤品。在医生眼里，化妆品更倾向于指彩妆。而护肤品指的是日常护肤用的水、乳、霜。以前有些护肤品，曾被商家当作药妆品来炒作销售，因为其成分不符合国家相关药妆品成分标准规定，所以不被国家认可。之所以不让叫药妆品了，是因为容易把化妆品与药品混淆。这类护肤品的辅助治疗作用仍旧得到皮肤科医生的认可，目前在业内改称功效性护肤品。

实际上国家不让宣称药妆品是为了避免药与妆的混淆，因为许多消费者搞不清什么是药妆品，而有些生产商炒作药妆品的概念，忽悠消费者。实际上，皮肤科学界并未否定药妆品或医用护肤品在治疗皮肤病时的辅助治疗作用。国家不让叫药妆品了，皮肤科医生会称之为功效性护肤品。因为国内外研究发现，越来越多的皮肤病需要功效性护肤品来辅助治疗，且其作用是药物无法替代的。

所以对于药妆品，皮肤科医生并未否定其功效，国家是为了规范市场，应该说，都没有错。至于怎样选功效性护肤品，要么你是成分党，可以根据成分自行选择，要么就咨询皮肤科医生，听从专业人士的建议。

医用护肤品成分精简安全，功效明确，不但适合于问题性皮肤，也适合于健康皮肤，同时也适合于儿童、孕妇等人群长期使用。科学的护理是增强皮肤屏障功能、预防皮肤疾病、延缓皮肤衰老的重要方法。

 医用护肤品与药品、普通化妆品有什么关系？

　　很多皮肤病患者尤其是损容性皮肤病患者常常会咨询，医用护肤品是药品吗？为什么医用护肤品相对于传统护肤品更适用于问题皮肤？正常皮肤如何选用护肤品？

医学护肤概念起于 20 世纪 60 年代，首先在法国产生。近年来，由于化妆品中各种化学添加成分（香料、防腐剂、表面活性物质等）所引起的过敏反应越来越多，生活在环境污染日趋严重的大城市，以及工作压力过大、内分泌失调等，致使越来越多的女性皮肤变为敏感性皮肤。更多的女性开始注重护肤品的质量和安全性。目前医用护肤品一般只在药房、医院或者有医药监管的互联网医疗平台销售，部分产品需要由医生开出处方才能购买。

医用护肤品是化妆品不是药品，其主要目的是增加皮肤的水合作用，具有修复表皮、重建皮肤屏障以及抗刺激、抗炎症等作用。医用护肤品在不影响皮肤功能的前提下（符合皮肤的生理功能，安全可靠）修复皮肤，令皮肤长久地维持天然的生理平衡，抵御外界的各种刺激，为医生提供可持续治疗的平台，提高患者满意度。

医用护肤品不是药品，健康人同样可以使用。对于有问题的皮肤，医用护肤品可以降低皮肤敏感性，作为药物的辅助治疗手段，减少皮肤疾病发作和药物的使用量。对于健康皮肤，医用护肤品可以减少刺激，维护正常的皮肤屏障和平衡，抵御外界刺激。医用护肤品具有低敏感、无刺激等特点，因此即使是皮肤脆弱娇嫩的儿童，也可以使用医用护肤品。

 医用护肤品有哪些类型？

目前市面上常见的医用护肤品主要有四类功效，分别是祛痘控油、保湿补水、修复镇定和美白祛斑。

从成分上来说，医用护肤品几乎找不到刺激性强的添加剂，所以它的作用会更加温和。当然并不是说它的成分安全就可以每天使用，同样也需要根据自身皮肤情况和产品疗程，在医生指导下使用。

使用医用护肤品最大的好处就是能对症下药，一款医用护肤品往往只针对一种问题皮肤，而不像普通护肤品那样，标榜着保湿、美白、抗老功效样样全能。

常用的保湿护肤品应具备以下三种基本原料：①保湿原料，包括甘油、尿素等，能够从环境中吸收水分，补充从角质层散发丢失的水分。②封闭剂原料，如凡士林、牛油等，能在皮肤表面形成疏水性的薄层油膜，有加固皮肤屏障的作用。③添加与表皮、真皮成分相同或相似的仿生原料，具有修复皮肤屏障的作用，如天然保湿因子、青刺果油、神经酰胺、透明质酸、活性胶原蛋白等。

虽然有着"医用"两个字，但健康皮肤同样也是可以使用的。廉博士的皮肤就属于健康皮肤，但是廉博士只用医用护肤品来进行日常护肤。如此不仅收获了健康皮肤而且也避免了瓶瓶罐罐的化妆品广告的诱惑。因为医用护肤品对于成分和生产要求更加严格，不仅健康皮肤可以用，更适合敏感性皮肤，或者刚做过各种医学美容手术、需要及时进行修复和镇定的问题皮肤。

 哪些皮肤病需要使用修复类医用护肤品？

在不同皮肤病治疗中，医用护肤品使用的方法有所不同。有些皮肤病单用保湿护肤品即可缓解病情，有些皮肤病必须在药物治疗的基础上配合使用保湿护肤品。下面是需要辅助用医学护肤品的皮肤问题：

☪ 湿疹、特应性皮炎。

☪ 银屑病。

☪ 红皮病。

☪ 干燥性皮肤瘙痒症。

☪ 先天性鱼鳞病。

☪ 毛周角化病（俗称鸡皮肤）。

☪ 剥脱性角质松解症。

☪ 面部脂溢性皮炎。

☪ 激素依赖性皮炎。

☪ 慢性光化性皮炎。

☪ 白色糠疹。

☪ 剥脱性唇炎与口周皮炎。

☪ 敏感性皮肤。

☪ 伴有皮肤干燥的其他皮肤病。

☪ 痤疮。

☪ 色斑、肤色暗沉类。

10 化妆品有哪些误区？

（1）快速美白：人体皮肤的黑白颜色主要是由黑色素决定，要想皮肤增白就只有两个办法：要么减少黑色素的产生，要么像处理墙面一样——粉刷！

但不幸的是，所有具有美白作用的"涂料"都不安全，基本都含有重金属，如铅、汞、砷，或者含有荧光剂及激素等。它们刚开始使用时，美白效果虽然都不错，但是长时间使用，各种问题就会逐渐显现出来，如花斑脸、激素脸、荧光脸等，甚至全身出问题都屡见不鲜。

（2）深度控油，锁住水分：水分对皮肤的作用不言而喻，皮肤缺水会加速皮肤表层细胞的死亡，角质层随之增厚。机体的这个自我保护反应带来最直接的外观改变就是不好看——面部皮肤又糙又厚。

另外还有一个办法是用油脂。它由我们真皮里的皮脂腺产生，不仅能滋润皮肤、有效降低皮肤的受损机会，同时还可以像蔬菜大棚覆盖的地膜那样，大大降低皮肤的水分蒸发速度。

但是由于种种原因，不同个体之间油脂的产量差异很大，所以用一些化妆品加以补充是非常好。但是有一点要知道，皮脂腺分泌油脂的能力取决于机体的内分泌、代谢等综合状况，单凭化妆品绝对是不可能深度控油；同时油脂与水分永远是相依相伴的关系——要想保水，控油就得悠着点儿。

（3）瞬间抚平皱纹：抗皱纹产品是最令人动心的。其实能够让护肤产品有如此神奇魔力的真正原因，只是产品中含有一些硅类的颗粒成分，而这类产品通常也仅仅具有即时效果，不能切实改善肤质，抚平皱纹。

廉博士在这里可以很负责任地告诉大家，目前没有任何一种抗皱纹成分可以真正瞬间抚平皱纹。这些具有黏合能力的分子胶等胶质成分极易被水解，出汗或清水清洁面部后，皱纹依旧屹立不倒。

（4）不含酒精：任何一种化妆水，其包装上的不含酒精，极有可能只是不含有强烈刺激作用的谷类酒精，一些变性酒精添加量过多的话也会刺激皮肤。

目前几乎所有的化妆水都含酒精，只是一些化妆水的酒精含量比较低，低于标准，就可以忽略不计，因此很多说不含酒精，也并不是真的一点酒精都没有。

一般化妆水中的酒精含量控制在 2% 左右，几乎是微乎其微，除非是对酒精非常敏感的皮肤，正常情况下，都是可以用。

（5）天然香料：大家对化妆品中的香料防范心强，因此天然香料得以流行。很多卖化妆品的商家都会告诉你，天然香料比较安全。

其实天然香料并不意味着绝对安全。它只是没有使用人工合成的香料，但却有更大可能引起皮肤过敏等问题。

天然香料是一种复杂的混合物，受产地、天气等因素的影响，组成上往往包含多种化合物，香料的成分比较复杂，以现在的化学和生物技术水平，很难对其香料成分达到完全准确的分析和把控。

而合成香料组成成分明确，可以进行相关的生物实验，做到安全使用，而且香料稳定，添加后的产品香料也能稳定。所以说天然香料比较安全，真的不一定！

（6）不含防腐剂：没有真正意义上不含防腐剂的化妆品，可能是产品生产时未添加防腐剂，但不能保证原料没有防腐剂。

（7）纯植物配方：目前市场上并不存在纯植物的化妆品。至于说纯植物的化妆品，一般来说都是植物添加型，也就是加入了植物的萃取物，而不是真的加入植物本身。

（8）化妆品可媲美肉毒素或玻尿酸注射：没有任何研究证明，化妆品能起到哪怕一点点肉毒素、填充注射、激光嫩肤或其他美容手术的作用。不管化妆品成分如何、广告宣传多好，这点都是不可能的。

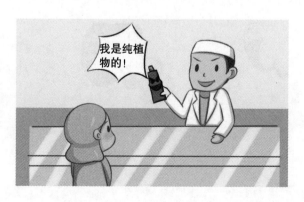

　　就算是肉毒素本身，如果抹在面部而不是肌内注射，都不会有同样的效果。填充注射剂抹在面部也无法消除皱纹，只有注射进去才行。在专业人士操作下，注射肉毒素和填充剂几乎能让皱纹马上消失。相信化妆品能起到同样作用完全是浪费金钱，还没有哪款化妆品能让美容医生失业！